图解濒湖脉学

国华 ◎ 编著

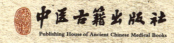
中医古籍出版社
Publishing House of Ancient Chinese Medical Books

图书在版编目（CIP）数据

图解濒湖脉学 / 国华编著. -- 北京：中医古籍出版社，2022.8

ISBN 978-7-5152-2464-0

Ⅰ.①图… Ⅱ.①国… Ⅲ.①《濒湖脉学》–图解 Ⅳ.①R241.1-64

中国版本图书馆CIP数据核字(2022)第026211号

图解濒湖脉学

国　华　编　著

策划编辑：	李　淳
责任编辑：	吴　迪
封面设计：	王青宜
出版发行：	中医古籍出版社
社　　址：	北京市东城区东直门内南小街16号（100700）
电　　话：	010-64089446（总编室）010-64002949（发行部）
网　　址：	www.zhongyiguji.com.cn
印　　刷：	水印书香（唐山）印刷有限公司
开　　本：	710mm×1000mm　1/16
印　　张：	12
字　　数：	190千字
版　　次：	2022年8月第1版　2022年8月第1次印刷
书　　号：	ISBN 978-7-5152-2464-0
定　　价：	68.00元

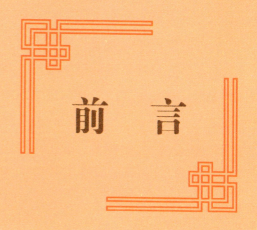

前　言

　　《濒湖脉学》为明代李时珍（1518—1593，字东璧，号濒湖，湖北蕲春人）所编撰，其采撷各家论脉的精华归纳成27种脉象。书中不仅扼要地论述各种不同的脉象，相类脉的鉴别，脉象与病症的关系等，而且采用了歌诀体裁（七言诀），便于诵记，是学习中医脉学的一本好书，历来为广大医家所推崇。但是，由于书中的古词、术语较多，对于现代读者，特别是初学中医的人来说，有些内容是比较难以理解的。为此，我们在原书的基础上加以语译，除了阐明原意外，还结合个人体会附以必要的说明和注解，便于习读。全书内容分为两部分，前一部分为"四言举要"，系李时珍父亲李言闻（字子郁，号月池）据宋代崔嘉彦《脉诀》删补而成，颇具脉学概要之说，故将其置于书首，名"四言诀"；后一部分直接分论浮、沉、迟、数等27脉之脉象、主病及相似脉的鉴别等，名"七言诀"。

　　本书以"原文""注释"和"译文"三部分构成。"原文"均以人民卫生出版社1956年影印的《濒湖脉学》为蓝本，以清光绪五年己卯（1879年）扫叶山房刻本为校本，并参以《脉经》《脉诀》《素问》《巢氏病源》《脉诀刊误集解》等其他相关文献勘校注释编写而成。在"注释"

时，参考各家，力求浅显、易懂、精要；文字注释以原文为基点，难字注音。本书"译文"在段落、句型、标点诸方面尽量与原文相一致。在意译上，力求准确，究根求原，在"懂"字上努力探求，使这一文辞古奥、年代久远的中医学经典著作跨越历史条件的限制，发挥新的作用。为了使广大读者更好地理解这部医学经典，我们结合生命科学、养生理论和中国传统文化，对其中或隐或现的医学思想采用图解的形式进行了全面而系统的诠释。

鉴于我们水平有限，疏漏、谬误、欠妥之处在所难免，恳请读者提出宝贵意见，以便再版时修正。

编者
2022年4月

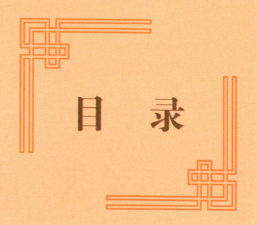

目 录

四言诀

一、经脉与脉气 2

二、部位与诊法 8

三、五脏平脉 15

四、辨脉提纲 20

五、诸脉形态 22

六、诸脉主病 30

七、杂病脉象..45

八、妇儿脉法..73

九、奇经八脉诊法..75

十、真脏绝脉..79

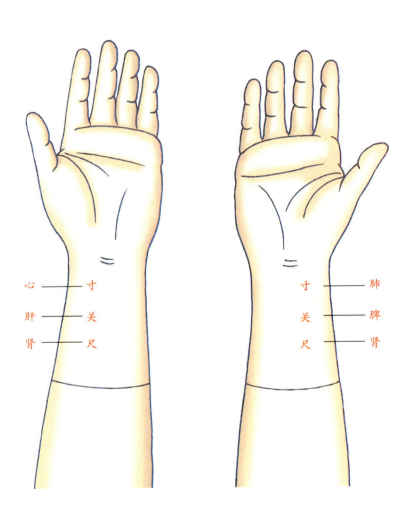

七言诀

一、浮	84
二、沉	88
三、迟	92
四、数	96
五、滑	100
六、涩	104
七、虚	108
八、实	112
九、长	116
十、短	119
十一、洪	122
十二、微	125
十三、紧	129
十四、缓	132
十五、芤	136
十六、弦	139
十七、革	143

十八、牢 145

十九、濡 148

二十、弱 152

二十一、散 155

二十二、细 159

二十三、伏 162

二十四、动 166

二十五、促 168

二十六、结 173

二十七、代 175

附录一：脉象鉴别表 180

附录二：中医脉学三字诀 182

四言诀

宋·崔嘉彦撰　明·李言闻辑

一、经脉与脉气

【原文】

脉乃血脉，气血之先。血之隧道①，气息②应焉。

其象法③地，血之府④也。心之合也，皮之部⑤也。

【注释】

①隧（suì）：凿通山石或在地下挖沟所成的通路，此处比喻脉道。

②气息：气，指呼吸之气。息，一呼一吸称一息。气息，此指呼吸运动。

③法：效法，仿效。

④府：即容纳。

⑤部：分布。

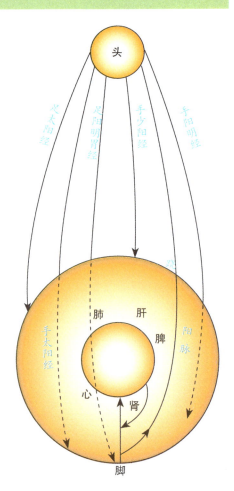

经气在人体的运行

人体的经脉之气在体内不断循环往复，从头到脚，从脚到头，一昼夜循行50个周次。且白天循行于阳经的时间3倍于阴经，夜晚循行于阴经的时间3倍于阳经。阴阳的共同作用，保证了机体的正常。

【译文】

经脉又叫血脉，是人体内气血运行的先导。它不仅是血液流通的隧道，而且与气息相呼应。

经脉遍布全身，如同大地的河流，容纳全身血液，在内直接和心脏配合，在外遍布于皮肤、肌肉之间，从而形成了整个的血液循环。

【原文】

资①始于肾，资生于胃。阳中之阴②，本乎营卫③。

营者阴血，卫者阳气。营行脉中，卫行脉外。

营气的循行

营气即营养全身之气，必须不断循行于人体才能保证生命的持续。营气的循行与经气在人体的循行一样，也是一昼夜50个周次，且日行于阳，夜行于阴。

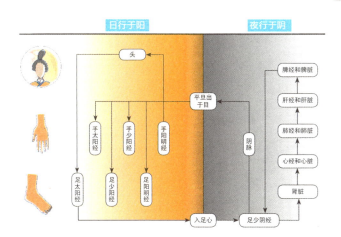

【注释】

①资：取得，获得。

②阳中之阴：言脉气的阴阳属性。气属阳，而脉属阴，脉气又在脉内，

故脉气属阳中之阴。

③营卫：营，营血。卫，卫气。出自《灵枢·营卫生会》。营气、卫气皆为水谷精气所化。营行脉中，营养周身。卫行脉外，捍卫躯体。

【译文】

脉气的生发，根源于先天之本肾的元气，滋养于后天之本的胃气。从脉气的性质来讲，它属于阳中之阴的气。脉气作用的实现，还要靠行于脉中属阴的营气和行于脉外属阳的卫气的配合。

营气与卫气皆为水谷精气所化，营气具有化生阴血营养全身的作用，卫气具有保卫体表的功能。营气是存在于血液里的，所以它和阴血一块在经脉里运行。卫气是阳气的一种，所以它循行于经脉的外边。

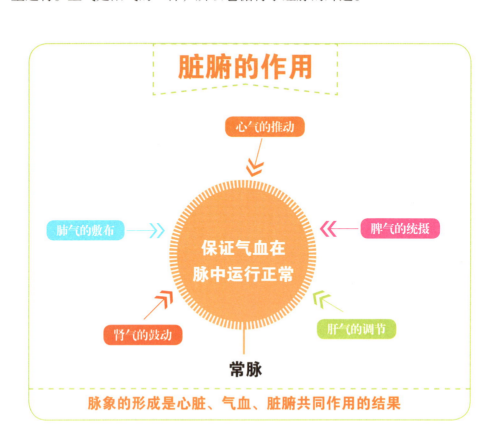

脉象的形成是心脏、气血、脏腑共同作用的结果

【原文】

脉不自行，随气而至。气动脉应，阴阳之义。
气如橐籥①，血如波澜。血脉气息，上下循环。

【注释】

①橐籥（tuó yuè）：即风箱。

【译文】

经脉本身不能自己单独运动，一定要随着与经脉密切相关的胃气和宗气的运动，才能使血行脉中不息。脉气的运动可以从脉象上反映出来，气为阳，血为阴，脉气行血，亦是阴阳互根互用关系的体现。

脉气的运动有似风箱的鼓动作用，经脉中血液受到脉气的推动就会掀起波澜，上下来去、往复无穷地循环着。

【原文】

十二经①中，皆有动脉②。惟手太阴，寸口③取决。
此经属肺，上系吭嗌④。脉之大会，息⑤之出入。
一呼一吸，四至为息。日夜一万，三千五百。
一呼一吸，脉行六寸。日夜八百，十丈为准。

【注释】

①十二经：经络系统中的十二正经，具有表里经脉相合，与相应脏腑络属的主要特征。包括手三阴经（手太阴肺经、手厥阴心包经、手少阴心经）、手三阳经（手阳明大肠经、手少阳三焦经、手太阳小肠经）、足三阳

经（足阳明胃经、足少阳胆经、足太阳膀胱经）、足三阴经（足太阴脾经、足厥阴肝经、足少阴肾经）。

②动脉：指经脉循行部位上的搏动应手处。据《针灸甲乙经》所载，各经动脉应手处的穴位是：手太阴肺经：中府、云门、天府、侠白、尺泽、经渠。手少阴心经：极泉、少海。手厥阴心包经：劳宫。手阳明大肠经：合谷、阳溪、五里。手太阳小肠经：天窗。手少阳三焦经：和髎。足阳明胃经：大迎、下关、人迎、气冲、冲阳。足太阳膀胱经：委中。足少阳胆经：听会、上关。足太阴脾经：箕门、冲门。足少阴肾经：太溪、阴谷。足厥阴肝经：太冲、行间、五里、阴廉。

③寸口：又名气口、脉口。两手桡骨头内侧，桡动脉的切脉部位，属手太阴肺经。寸口部位的"太渊"穴去鱼际仅一寸，故名寸。口，是出入往来的地方。寸口，为脉之大会，脉中气血出入往来之处。

④吭嗌（háng ài）：即喉咙。

⑤息：鼻息、呼吸。一呼一吸为一息。《素问·平人气象论》："呼吸定息，脉五动。"

> 五脏经脉都行经手腕处的寸、关、尺部位，左右手腕的寸、关、尺就是我们常用来候诊脏腑的关键部位。

经脉运行通路上的脉诊部位

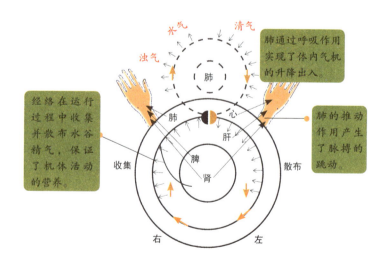

【译文】

全身十二正经中，每一经脉都有可以切诊脉动的地方，为什么一般单独在手太阴肺经脉所过的寸口部位诊脉以决断病情呢？

手太阴经属肺脏，它上系喉咙下连于肺，正当呼吸之气出入的要道，全身的营气、卫气以及吸入的清气都在肺脏会合。因此，诊候肺经所过的寸口部位，便可测知各经脏气的盛衰变化。

正常人的一呼一吸间隔时间为一息，在每一息的时间内，寸口脉搏动四次。人在一天一夜的时间内呼吸的息数为一万三千五百息。

血液在脉中流动与呼吸的关系，大约一呼一吸前进六寸，在一天一夜里共运行约八百一十丈。

从脉象和呼吸看人的健康程度

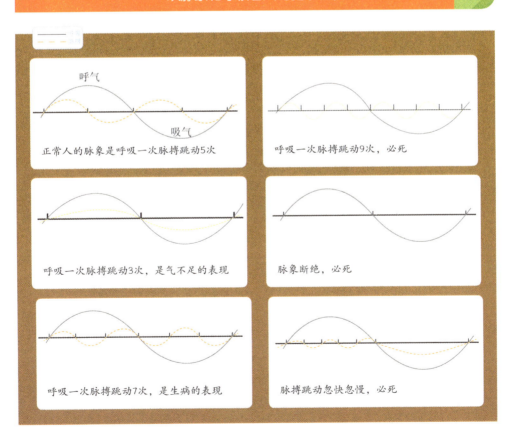

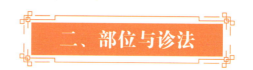

二、部位与诊法

【原文】

初持脉时,令仰其掌。掌后高骨①,是谓关②上。
关前为阳,关后为阴。阳寸阴尺,先后推寻。
寸口无脉,求之臂外。是谓反关,本不足怪。③

【注释】

①高骨:指前臂内侧腕后的桡骨茎突。

②关:诊脉的部位名称。它的位置在掌后高骨,即寸部和尺部的中间,也就是尺和寸的分界之处,所以称为关。

③从"寸口无脉"句至末句,原无,今据第十部分"真脏脉绝"首四句的意思改编增入。

诊脉是诊察疾病的重要途径,诊脉的常用部位是寸口,即寸、关、尺三部。诊脉的手法就是用食指、中指、无名指按压腕部的寸口处。图中表现的是为他人诊脉和为自己诊脉时的手法。

诊脉法

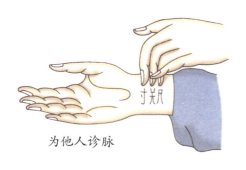

为他人诊脉

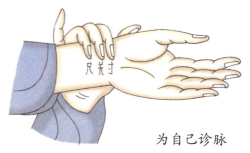

为自己诊脉

【译文】

开始诊察脉象的时候,让患者伸出手臂,掌心向上,自然摆平。首先看准掌后高骨隆起的地方,这就是关脉所在的部位。

关部的前方为寸部,属阳。关部的后方为尺部,属阴。医者覆手取脉,先把中指端准确地按在关部,然后将食指端和无名指端自然地落在寸部和尺部上,这时便可以仔细地体认脉象变化,诊候病情。

有少数人在寸口部摸不着脉的搏动,却在手臂外侧,即寸口的上方可以摸到脉的搏动,这叫作反关脉。有的一只手反关,有的双手反关,一般属于正常生理现象,用不着觉得怪异。

> 寸口包括寸、关、尺三部,各有浮、中、沉三候,共九候。十二经脉贯穿全身,最后在手太阴的寸口部位聚合。所以,寸口为人体经脉之大汇,通过切寸口脉就可以诊断全身疾病。

寸口为人体经脉之大汇

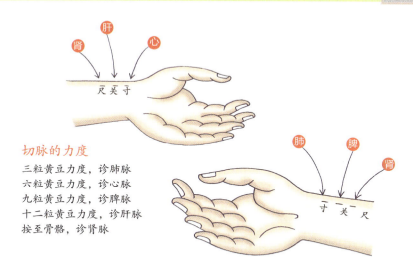

切脉的力度
三粒黄豆力度,诊肺脉
六粒黄豆力度,诊心脉
九粒黄豆力度,诊脾脉
十二粒黄豆力度,诊肝脉
按至骨骼,诊肾脉

【原文】

心肝居左,肺脾居右。肾与命门,居两尺部。
魂魄谷神①,皆见寸口。左主司官②,右主司府③。

左大顺④男，右大顺女。本命扶命，男左女右。

关前一分，人命之主。左为人迎，右为气口。

神门决断⑤，两在关后。人无二脉，病死不愈。

男女脉同，惟尺则异。阳弱阴盛，反此病至。

【注释】

①魂魄谷神：魂魄，《灵枢·本神》："随神往来者，谓之魂。并精出入者，谓之魄。"谷神，谷即山谷，象征空虚。神，有变化莫测之意。《老子》："谷神不死。"合言之，"魂魄谷神"，即人的精神活动变化的规律。联系下文"皆现寸口"，是说人的精神活动的变化亦可反映到寸口脉上。

②左主司官：意谓左寸口脉主司候气。

③右主司府：意谓右寸口脉主司候血。

④顺：和谐。

⑤决断：判断肾阴与肾阳的变化。

【译文】

左手寸部主候心，关部主候肝，所以说心肝居左。右手寸部主候肺，关部主候脾，所以说肺脾居右。左手尺部候肾，右手尺部候命门，所以说肾与命门，居两尺部。

人的精神活动的变化规律，也都可以在寸口脉上反映出来。气与血的变化在脉象的反映是左手寸口脉主司气的变化，右手寸口脉主司血的变化。

左为阳，右为阴。男子阳气偏盛，当以左手脉稍大于右手为顺。女子阴血偏盛，当以右手脉稍大于左手为好，故说男左女右。

关脉前一分处为寸脉，主心与肺。左寸口脉又称人迎，右寸口脉又称气口。左右手两尺脉称为神门，尺脉在关脉之后。神门能判断肾阴与肾阳的变化，肾阴肾阳强，主身体健壮。肾阴肾阳弱，主身体虚衰。如果患者左右两尺脉都没有了，说明肾阴肾阳十分衰竭，表示病情危重难以治愈。

男女的脉象大体相同，只是尺部有区别。女子阳弱阴脉盛，如果与此相反，则病就会到来。

八种寸口分候脏腑学说的比较

学说	寸		关		尺	
	左	右	左	右	左	右
内经	心	肺	肝	脾	肾	肾
	膻中	胸中	膈	胃	腹中	腹中
难经	心	肺	肝	脾	肾	肾
	小肠	大肠	胆	胃	膀胱	命门
脉经	心	肺	肝	脾	肾	肾
	小肠	大肠	胆	胃	膀胱	三焦
备急千金要方	心	肺	肝	脾	肾	肾
	小肠	大肠	胆	胃	膀胱	膀胱
诊家枢要	心	肺	肝	脾	肾（命门）	命门 心包络
	小肠	大肠	胆	胃	膀胱	三焦
濒湖脉学	心	肺	肝	脾	肾 膀胱 小肠	肾 大肠
	膻中	胸中	胆	胃		
景岳全书	心	肺	肝	脾	肾 膀胱 大肠	肾 三焦 命门 小肠
	心包络	膻中	胆	胃		
医宗金鉴	心	肺	肝	脾	肾 膀胱 小肠	肾 大肠
	膻中	胸中	膈胆	胃		

四言诀

【原文】

脉有七诊,曰浮中沉。上下左右,消息①求寻。
又有九候②,举按轻重。三部浮沉,各候③五动④。

【注释】

①消息:变化情况。
②候:仔细观察的意思。
③各候:指诊候左右两手寸口脉。
④五动:当指"五十动"。谓每次诊脉时间,不应少于跳动五十次。

【译文】

切寸口脉中的所谓七诊,即诊法中浮、中、沉、上、下、左、右七种诊脉的手法。浮取,能观察有无外感表证。中取,能观察脾胃机能的变化。沉取,能观察有无内伤里证。运用七诊手法诊脉测病,既要上下比较,也要左右参照,做到全面仔细地体认脉象变化,以寻求病因,明辨病证。

诊法中还有所谓九候,即诊脉时在寸、关、尺三部,每部都必须经过轻手浮取、稍重中取、重按沉取三种手法,每一种手法都必须候到脉搏跳动五十次以上。这样,一只手分作寸、关、尺三部,每一部又分作浮、中、沉三候,三三得九,这就叫作九候。

【原文】

寸候胸上,关候膈下。尺候于脐,下至跟踝①。
左脉候左,右脉候右。病随所在,不病者否②。

三部九候是中国古代最早的一种全身遍诊法，它把人体分为天、地、人三部，每部又各分为天、地、人三候，合为九候，并以此来诊察全身疾病。

三部九候诊脉法

四言诀

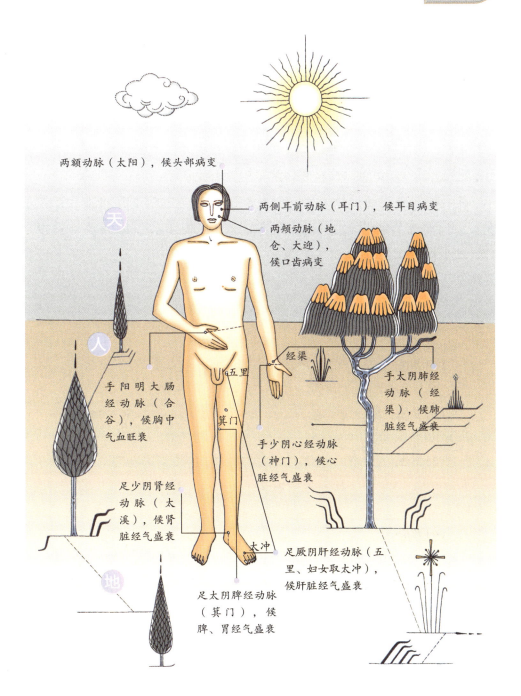

【注释】

①踝（huái）：足跟前两侧隆起的圆骨。
②否：相当口语中的"不"意。

【译文】

在寸口观察全身病变的方法是：凡属胸膈以上至头顶的病变，都可以在寸部诊候。凡属胸膈以下至脐以上的病变，都可以在关部诊候。凡属脐以下至于足跟的病变，都可以在尺部诊候。

左半身的病变还可从左手三部诊察，右半身的病变还可从右手三部诊察。所以能够上以候上、中以候中、下以候下、左以候左、右以候右，就是因为"病随所在"的缘故。身体某一部分有了病变，脉象便相应地在寸口脉的某一部位反映出来。如果没有病变，相应的脉象也就正常。

（1）**举法**：指医生的手指用力较轻地按在寸口脉搏跳动部位以体察脉象，用举的指法取脉又称为"浮取"。

（2）**按法**：指医生手指用力较重，甚至按到筋骨以体察脉象，用按的指法取脉又称为"沉取"。

（3）**寻法**：寻即寻找的意思，指医生手指用力不轻不重，按至肌肉，并调节适当指力，或左右推寻，以细细体察脉象。用力不轻不重，按至肌肉而取脉，称为"中取"。

（4）**总按**：即三指同时用大小相等的指力诊脉的方法，从总体上辨别寸关尺三部和左右两手脉象的形态、脉位、脉力等。

（5）**单诊**：用一个手指诊察一部脉象的方法，主要用于分别了解寸、关、尺各部脉象的位、数、形、势等变化特征。

三、五脏平脉

【原文】

浮为心肺，沉为肾肝。脾胃中州①，浮沉之间。
心脉之浮，浮大而散。肺脉之浮，浮涩而短。
肝脉之沉，沉而长弦。肾脉之沉，沉实而濡。
脾胃属土，脉宜和缓。命为相火②，两尺同断。

【注释】

①中州：即中部，这里指中焦脾胃。
②相火：与君火相对而言。君火与相火相互配合，以温养脏腑，推动人体的功能活动。一般认为，肝、胆、肾、三焦均内寄相火，而其根源则在命门。

【译文】

浮取可以诊候心和肺，沉取可以诊候肾和肝。浮与沉之间，可以诊候中部脾和胃。
心脉的浮，是浮中略显大而散。肺脉的浮，是浮中略显涩而短。
肝脉的沉，是沉中兼见弦而长。肾脉的沉，是沉中兼有实和软。
脾和胃在五行中属土，脉象总以不快不慢，和缓为上。至于命门与相火的盛衰变化，可从左右两尺共同判断。

> 《内经》认为，胃是人体营卫气血之源，人之死生，决定于胃气的有无，即所谓"有胃气则生，无胃气则死"。脉有胃气就是常脉，表现在：

常脉

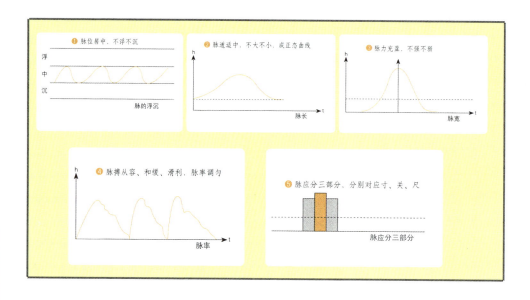

【原文】

春弦夏洪，秋毛①冬石②。四季和缓，是谓平脉③。

太过实强，病生于外。不及虚微，病生于内。

春得秋脉，死在金日。五脏准此，推之不失。

四时百病，胃气④为本。脉贵有神⑤，不可不审。

【注释】

①毛：即毛脉。出自《素问·玉机真脏论》，指秋令出现如羽毛之轻而浮的脉象。

②石：即石脉。出自《素问·阴阳别论》，指冬令出现如石头之重沉而有力的脉象。

③平脉：正常脉象，亦称常脉。

④胃气：指脾胃功能在脉象的反映。即带和缓流利的脉象。《素问·玉机真藏论》："脉弱以滑，是有胃气。"《素问·平人气象论》："平人之常气禀于胃，胃者，平人之常气也。人无胃气曰逆，逆者死。""所谓无胃气者，但得真脏脉，不得胃气也。"

⑤有神：就是脉来和缓。如微弱的脉，却节奏不乱仍为有神。弦实的脉，带有柔和之象的也为有神。

按切脉是中医诊断疾病的重要途径，医生靠感知脉搏的微小变化来诊断疾病。根据脉搏动时的形态，可以将脉搏分为以下几种基本脉象：

五种基本脉象

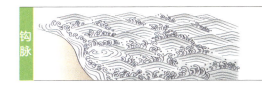

钩脉：脉的搏动有力，就像海浪拍岸，来时力强而去时力衰，又叫洪脉。具有这种脉象的人阳气正盛。

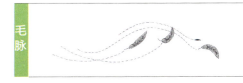

毛脉：脉的搏动无力，轻虚而浮。这种脉象表明人体的少阴初生。

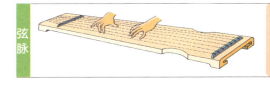

弦脉：脉的搏动紧张，如同触按琴弦一般带有弹性。这种脉象表明人体的阳气初生。"端直以长，故曰弦。"

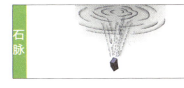

石脉：脉的搏动虽有力，但需重按，轻按则不足，如同石沉水底。这种脉象表明人体内的阳藏而阴盛。

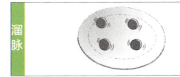

溜脉：脉的搏动滑而和缓。就像光滑的盘中放置的滚珠前后往来，又叫滑脉。这种脉象表明人体内的阴阳平和。

正常的四季脉象应为春弦、夏钩、秋毛、冬石。但是有时候也会出现太过与不及的情况，太过会表现为体表的疾病，不及会表现为体内的疾病。

四时脉象太过与不及的表现

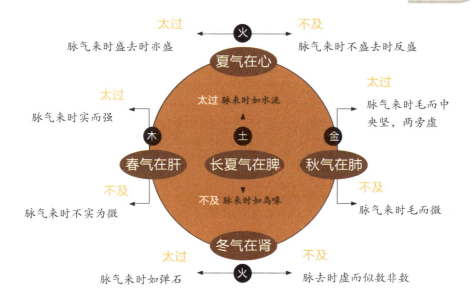

四时脉象太过与不及都会导致身体发生疾病：太过，疾病会表现在外；不及，疾病会表现在内。

四时脉象太过与不及导致的疾病

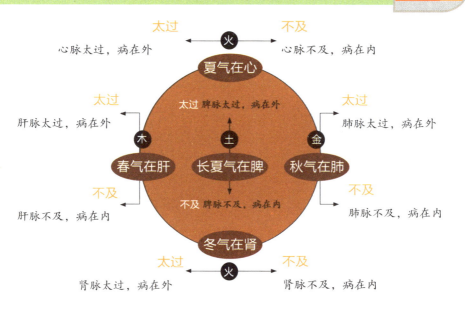

【译文】

春季阳气渐次上升，出现如琴弦之张力较强的弦脉。夏季气候炎热，出现如波涛般汹涌来去充沛的洪脉。秋季阳气逐渐衰退，出现如羽毛之轻而浮的毛脉。冬季气候严寒，出现如石头之重沉潜有力的石脉。在一年四季里，无论见到弦脉、洪脉、毛脉、石脉，只要带有一种和缓的脉气，都是正常脉象。

如果在洪、弦、毛、石不同的脉搏中，都出现了太过而强实的情况，则是邪气由外侵犯所致之病。如果在弦、洪、毛、石中出现了虚弱细微的脉气，是邪由内生侵犯内脏所成之病。

春季出现了秋季之毛脉，这是因为肺金的邪气过盛而克肝木的缘故。当逢金日时，由于金（肺）气更盛，木（肝）气更伤，故患者会死在金日。五脏的气血盛衰与节气的变化息息相关，以五行生克的理论来预测病情，一般不会出现失误。

诊察四时脉，测知百病之变，最根本的就是要诊察脉象中是否有胃气的存在。脉中有胃气，就是脉来有神，所谓有神，就是脉来和缓。这是生命之根本，不能不详加审察。

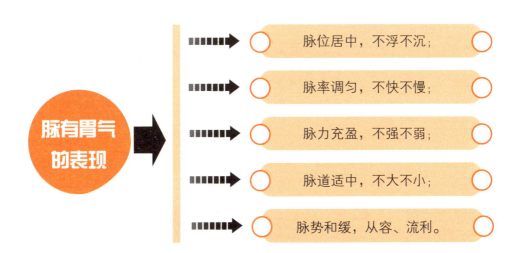

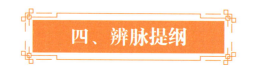

四、辨脉提纲

【原文】

调停①自气，呼吸定息②。四至五至，平和之则。
三至为迟，迟则为冷。六至为数③，数即热证。
转迟转冷，转数转热。迟数既明，浮沉当别。
浮沉迟数，辨内外因。外因于天④，内因于人。
天有阴阳，风雨晦明⑤。人喜怒忧，思悲恐惊。
外因之浮，则为表证。沉里迟阴，数则阳盛。
内因之浮，虚风⑥所为。沉气迟冷，数热何疑。
浮数表热，沉数里热。浮迟表虚，沉迟冷结。
表里阴阳，风气冷热。辨内外因，脉症参别。
脉理浩繁，总括于四。既得提纲，引申触类。

【注释】

①调停：医者在诊脉之先，要调整自己的呼吸，使之平静均匀自然。

②呼吸定息：出《素问·平人气象论》。指两次呼吸之间的间歇。明代张介宾："出气为呼，入气为吸，一呼一吸，总名一息……呼吸定息，谓一息既尽而换息未起之际也。"

③数（shuò）：脉搏快。

④天：指自然界。

⑤晦明：晦，黑夜。明，白天。

⑥虚风：由阴虚、血虚而生的风证。

【译文】

诊脉的时候，首先医生应把自己的呼吸调整好，在气息十分稳定的时候，才进行诊脉。在一呼一吸之间，脉来跳动四或五至，这就是正常脉象的标准。

脉象的生理变异归纳表

生理变异因素		举例
个体因素	性别	女性的脉势较男性的脉势弱，且至数稍快，脉形较细小
	年龄	三岁以内的小儿，一息七八至为平脉
		5～6岁的小儿，一息六至为平脉
		青年人的脉象较大且有力，老年人脉象多弦
	体质	身躯高大的人——脉长，矮小的人——脉短
		瘦人——脉多浮，胖人——脉多沉
		运动员——脉多缓而有力
		六阴脉——六脉同等沉细而无病者，六阳脉——六脉同等洪大而无病者
	脉位变异	斜飞脉——脉不见于寸口，而从尺部斜向手背
		反关脉——脉出现在寸口的背侧
		还有出现在腕侧其他位置的，都是生理特异的脉位，即桡动脉解剖位置的变异，不属病脉
外部因素	情志	喜致脉缓，怒致脉弦，惊致脉动等
	劳逸	剧烈活动之后，脉多洪数；入睡之后，脉多迟缓
		与从事脑力劳动之人比较，长期从事体力劳动之人脉多大而有力
	饮食	酒后、饭后脉稍数而有力，饥饿时脉多缓弱
	季节	春脉弦、夏脉钩、秋脉毛、冬脉石
	昼夜	昼日脉象偏浮而有力，夜间脉象偏沉而细缓
	地理环境	东南方的人脉多细软偏数，西北方的人脉象多沉实

一息三至为迟脉,迟脉反映为寒证。一息六至是数脉,数脉反映为热证。分清了迟、数两脉主病之外,还需分辨浮、沉两脉的主病。

只有完全掌握了浮、沉、迟、数这四种主要脉象,才能分析疾病是属于内因还是属于外因。外因由自然界变化所引起,内因则是人体自身变化所致。

自然界有阴、阳、风、雨、晦、明的变化。人体本身有情志变化,如喜、怒、忧、思、悲、恐、惊等因素。

外因引起的病变如果出现了浮脉,多属于风寒表证。如果出现沉脉,则为寒邪深入的里证。如果出现迟脉,多为脏气不充,邪气留连不解的阴证。如果出现数脉,多为风热伤经,邪气在表的阳证。

内因所引起的病变如果出现浮脉,多为精气不足,虚风内动证。如果出现脉沉,多为气陷、气郁,有所积滞。如果出现脉迟,多为元气大虚,阴寒内盛。如果出现脉数,多为邪热炽盛。

浮数脉是热邪在表,沉数脉是热邪在里。浮迟是虚寒在表,沉迟是冷结在里。

总之,对脉象要仔细诊察,要正确地分辨病证的表、里、阴、阳,病邪为风、气、冷、热之别,病因为内因外因之分,可脉症合参,进行辨别。

尽管脉学的理论很繁杂,但归纳起来,可用浮、沉、迟、数四种脉象来概括。只要掌握了这四个纲脉,就能引申而触类旁通了。

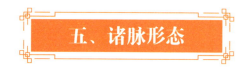

五、诸脉形态

【原文】

浮脉法天,轻手可得。泛泛①在上,如水漂木。

有力洪大，来盛去悠②。无力虚大，迟而且柔。
虚甚则散，涣漫不收。有边无中，其名曰芤。③
芤而急弦，革脉使然。浮小而濡，绵浮水面。
濡甚则微，不任寻按④。

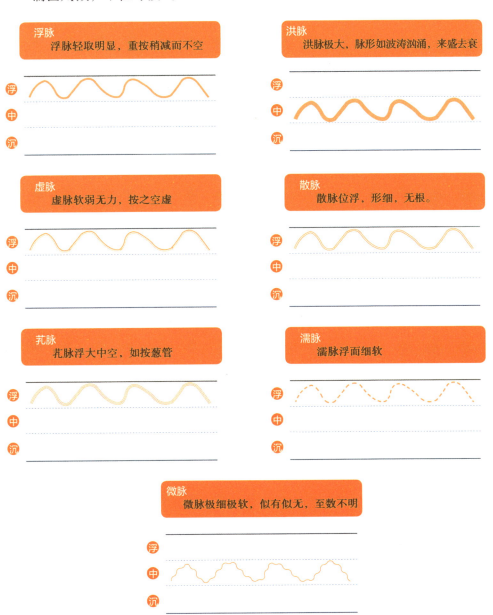

浮脉
　　浮脉轻取明显，重按稍减而不空

洪脉
　　洪脉极大，脉形如波涛汹涌，来盛去衰

虚脉
　　虚脉软弱无力，按之空虚

散脉
　　散脉位浮，形细，无根。

芤脉
　　芤脉浮大中空，如按葱管

濡脉
　　濡脉浮而细软

微脉
　　微脉极细极软，似有似无，至数不明

四言诀

【注释】

①泛泛：飘，浮，水涨溢之意。

②来盛去悠：悠，持久。洪脉的脉象如洪水一样，来势盛大，去势渐衰。

③有边无中，其名曰芤（kōu）：芤，指葱。芤脉脉象如按葱管，两旁皆见脉形，而中间独空。

④不任寻按：不任，不能承受。言诊濡脉时，不能用中取和沉取的指力，只宜浮取轻取之指力。

【译文】

浮脉如天阳之气在上，轻取即可得到，好像在水面漂浮着的木料一样浮泛在上。

在浮脉里可以见到其他脉象：若浮而有力，来盛去衰的称为洪脉；若浮而无力，脉体虽大但脉势柔软的称为虚脉；若比虚脉还显得散漫无根，重按则无的称为散脉；若浮而中空，如按葱管的称为芤脉；若浮而细软无力，好像棉絮漂浮水面一样的称为濡脉；若比濡脉更加细软无力，中取沉取难见的称为微脉。

【原文】

沉脉法地，近于筋骨①。深深在下，沉极为伏。
有力为牢，实大弦长。牢甚则实，愊愊②而强。
无力为弱，柔小如绵。弱甚则细，如蛛丝然③。

【注释】

①近于筋骨：诊沉脉应以重取指力、触于筋骨间，方能体认清楚。

②幅幅（bì bì）：郁结、堵塞之意，这里作坚实解。

③如蛛丝然：像触及蛛丝一样。

【译文】

沉脉如大地在下，必须手指用力重按，直按到筋骨上才可能摸着它。

在沉脉里可以见到其他脉象：比沉脉更沉的脉象，甚则深伏不见的称为伏脉；沉而有力，来势充实，脉体阔大，长大而弦的称为牢脉；比牢脉更为坚实，搏动极其强而有力的称为实脉；沉而无力，既软弱如绵又极细小的称为弱脉；比弱脉还要小，有如蛛丝的称为细脉。

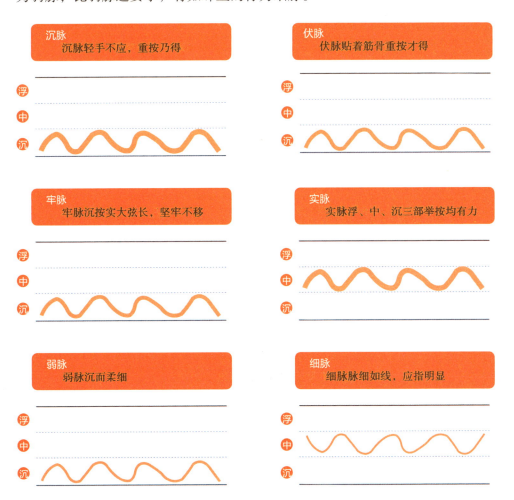

【原文】

迟脉属阴，一息三至。小快于迟，缓才及四。
二损[1]一败[2]，病不可治。两息夺[3]精，脉已无气。
迟细为涩，往来极难。似止非止，短散两兼。
结则来缓，止而复来。代则来缓，止不能回。

【注释】

①损：一息仅二至称损脉。

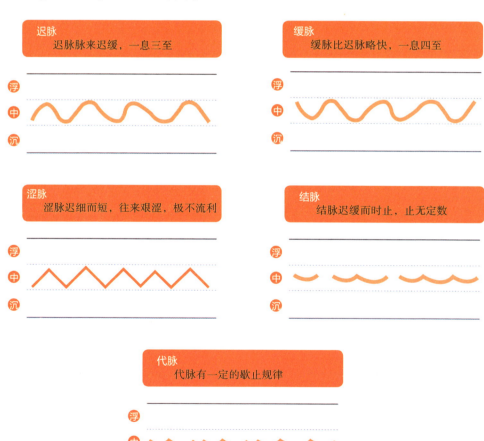

②败：一息一至则称败脉。
③夺：脱也，急骤大兼散失之意。

【译文】

迟脉属阴脉，一呼一吸只有三至，迟脉类中还兼有其他脉象。比迟脉稍快，一呼一吸刚四至的称为缓脉。

一呼一吸只有二至甚或一至的，分别称之为损脉和败脉，主病重难医；更有在两息的时间内仅搏动一次的称为夺精脉，预示正气将绝。

脉来迟细，往来艰涩困难的称为涩脉。涩脉容易散乱，但它并不歇止，只是在短暂的时刻内稍微迟滞一下就过去了。

若脉来迟缓，时有一止，歇止的间隔是不规则的，歇止后马上再搏动的称为结脉；若脉来迟缓，但它是很均匀地歇止，并经过较长的歇止时间才开始再搏动的称为代脉。

损脉

名称	脉象	意义
离经	一呼脉动一次	已非正常脉象
夺精	二呼脉动一次	精气已失
死脉	三呼脉动一次	已无法医治
命绝	四呼脉动一次	即将死亡

【原文】

数脉属阳，六至一息。七疾八极①，九至为脱②。
往来流利，是谓之滑。有力为紧，弹如转索。
数见寸口，有止为促。数见关中，动脉可候。
厥厥③动摇，状如小豆。

【注释】

①七疾八极：脉跳一息七至为疾脉，而一息八至则为极脉。

②九至为脱：脉跳一息九至为脱脉，可主阳气暴脱的亡阳危证。

③厥厥：急忙的样子。

数脉
数脉一息脉来五至以上

疾脉
疾脉比数脉更快，一息七八至以上

滑脉
滑脉往来流利，应按圆滑，如盘走珠

紧脉
紧脉绷紧如拧绳，应指有力

促脉
促脉脉来急促，时而一止，止无定数

动脉
动脉滑数有力，脉形如豆，厥厥动摇

【译文】

数脉为阳脉，一呼一吸脉来六至。如果到了七至，叫作疾脉，八至叫作极脉，九至叫作脱脉。

往来流利，应指圆滑的称为滑脉。脉来绷急有力，左右弹动有如绳索转绞似的称为紧脉。

数脉见于寸口，时有一止，止无定数的称为促脉。数脉见于关部，脉形短小如豆，急促搏动的称为动脉。

【原文】

长则气治，过于本位。① 长而端直，弦脉应指。②

短则气病，不能满部。不见于关，惟尺寸候。

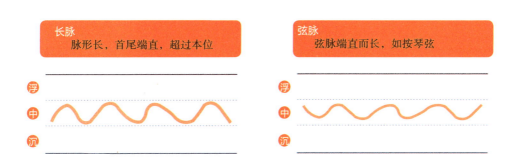

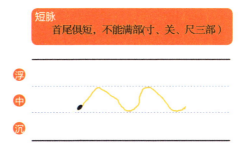

【注释】

①长则气治,过于本位:长脉首尾端直,超越寸部、尺部,可为正常脉象。

②长而端直,弦脉应指:弦脉端直而长,弛张力较大,如按琴弦。

【译文】

长脉脉体超过寸部、尺部,可视为常脉。端直而长,弛张力亦较大,如按琴弦的称为弦脉。相反,脉体短小,无论在寸部或尺部都表现为不满足而短缩的称为短脉,为病脉。

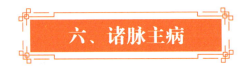

六、诸脉主病

【原文】

一脉一形,各有主病。数脉相兼,则见诸症。

浮脉主表,里必不足。有力风热,无力血弱。

浮迟风虚[1],浮数风热[2]。浮紧风寒[3],浮缓风湿[4]。

浮虚伤暑[5],浮芤失血。浮洪虚火[6],浮微劳极[7]。

浮濡阴虚,浮散虚剧。浮弦痰饮[8],浮滑痰热。

【注释】

①风虚:气虚伤风。

②风热：外感风热之邪所致的病症，临床表现为发热重、恶寒较轻、咳嗽、口渴、舌边尖红、苔微黄、脉浮数，甚则口燥、目赤、咽痛、衄血等。

③风寒：外感风寒之邪所致的病症，临床表现为恶寒重、发热轻、头痛、身痛、鼻塞流涕、咳嗽、舌苔薄白、脉浮紧等。

④风湿：风和湿两种病邪结合所致的病症，亦称风湿证。

⑤伤暑：病名。夏月中暑病证的总称。

⑥虚火：真阴亏损引起的发热，如潮热盗汗，五心烦热，颧红，口咽干燥，咽痛齿衄，眩晕耳鸣，男子阳强易举、遗精早泄，女性梦交、崩漏，舌红少苔，脉细数，真寒假热等。

⑦劳极：劳即虚劳，又称虚损，有心劳、肝劳、脾劳、肺劳、肾劳，称为五劳；极，这里指筋极、骨极、血极、肉极、精极、气极等六极而言，是六种极为严重的虚损病。

浮脉寸口三部脉象

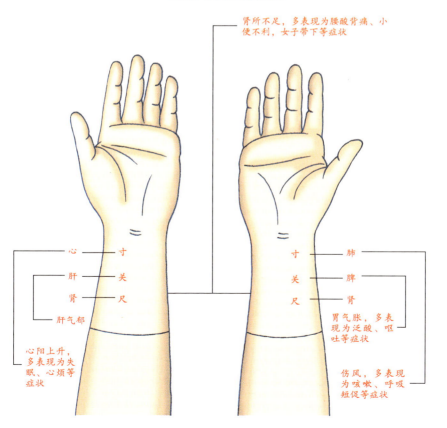

⑧痰饮：病名。又名水饮，出自《中藏经》。是因风寒湿热诸邪以及情志或饮食的郁滞，酿成稀黏的浊液，积于体内为病，其清稀者为饮，稠浊者为痰，或吐咯上出，或凝滞胸膈，或滞于经络而发生种种病变。

【译文】

每一种脉均有不同的脉象和主病。相对地，几种脉象互相兼见于各种复杂的病证中。

浮脉主要出现于外感表证，但也可见于里虚不足的证候。浮而有力的为外感风热，浮而无力的为里虚血弱。

脉象浮而迟的，多见于气虚外感风邪。脉象浮而数的，多见于外感风热。脉象浮而紧的，为风寒表邪滞于经脉。脉象浮而缓的，为风湿邪气留于肌肉。

脉来浮虚的，为暑伤元气，气阴两伤。脉来浮芤的，为失血，血失脉空。阴虚火旺，常见浮洪脉。虚损劳伤，常见浮微脉。

阴精虚损的，脉见浮软。气血极虚的，脉见浮散。若痰饮积聚，脉见浮而弦。痰热内扰，脉见浮而滑。

【原文】

沉脉主里，主寒主积。有力痰食，无力气郁①。
沉迟虚寒②，沉数热伏。沉紧冷痛，沉缓水畜。
沉牢痼③冷，沉实热极。沉弱阴虚，沉细痹湿④。
沉弦饮痛⑤，沉滑宿食⑥。沉伏吐利，阴毒⑦聚⑧积⑨。

【注释】

①气郁：即气机郁而不畅，主要由于情志不调，或痰、湿积聚，致气机

不通，脏腑或经络功能障碍。症见胸满胁痛，脉象涩而无力。

②虚寒：阳虚阴寒内盛的证候。

③痼（gù）：是指积久不易治好的病。

④痹湿：即湿痹，病证名。出自《金匮要略·痉湿暍病脉证治》，又名着痹、著痹、中湿。症见肢体重着，肌肉顽麻，或肢节疼痛，痛有定处。

⑤饮痛：即饮心痛，由水饮痰涎上乘于心所致的心痛。

⑥宿食：病名，指饮食停积肠胃的病证。

⑦阴毒：病名。因寒邪深入骨髓，以致气血不能流行凝滞经络而成，其主要症状为肤色青紫、周身剧烈疼痛，咽喉痛继则红肿腐烂。

⑧聚：病症名。出自《灵枢·厥病》。亦指腹腔结块。一般以包块隐现，攻痛作胀，痛无定处者为聚。聚与瘕类同。

沉脉寸口三部脉象

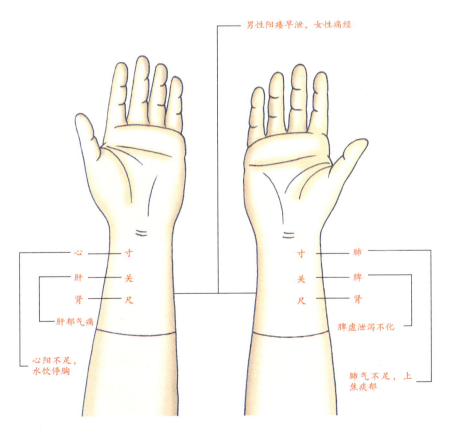

⑨积：病症名。出自《灵枢·百病始生》。指腹腔结块，或胀或痛的病症。一般以积块明显，痛胀较甚，固定不移者为积。积与癥类同。《难经》据积的病机、部位、形态等，用五脏来区分，提出心积、肺积、肝积、脾积、肾积，合称"五积"。

【译文】

沉脉主内伤里证，又主阴寒邪气所致之证、各种积聚。沉而有力，多为痰饮和伤食的病变。沉而无力，一般由气机郁滞所致。

沉迟主阳虚所致的虚寒内生，沉数主热邪内伏于里。沉紧主寒邪凝滞所致的冷痛，沉缓主痰饮内停。

沉牢主久病不愈而沉寒痼冷，沉实主里热炽盛。沉弱主阴精虚损，沉细主湿邪痹阻。

五脏积病

邪气侵入人体后滞留不去，或邪气与气血相互凝结，时间长了，就会形成积块，也就是积病，人体五脏都可以发生积病。

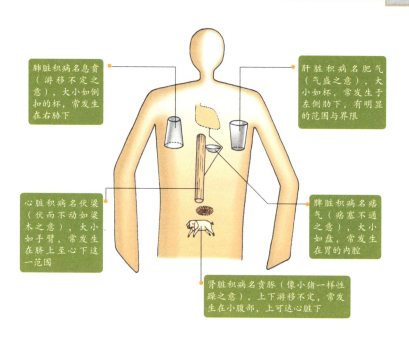

肺脏积病名息贲（游移不定之意），大小如倒扣的杯，常发生在右胁下

肝脏积病名肥气（气盛之意），大小如杯，常发生于左侧肋下，有明显的范围与界限

心脏积病名伏梁（伏而不动如梁木之意），大小如手臂，常发生在脐上至心下这一范围

脾脏积病名痞气（痞塞不通之意），大小如盘，常发生在胃的内腔

肾脏积病名贲豚（像小猪一样性躁之意），上下游移不定，常发生在小腹部，上可达心脏下

沉弦主痰饮为病的痛症，沉滑主宿食为病的积症。沉伏主呕吐腹泻，或为阴寒毒邪聚积于内。

【原文】

迟脉主脏，阳气①伏潜。有力为痛，无力虚寒。
数脉主腑，主吐主狂②。有力为热，无力为疮③。

【注释】

①阳气：生理学名词。就功能与形态来说，阳气指功能；就脏腑机能来说，指六腑之气；就营卫之气来说，指卫气；就运动的方向和性质来说，则行于外表的、向上的、亢盛的、增强的、轻清的为阳气。

迟脉寸口三部脉象

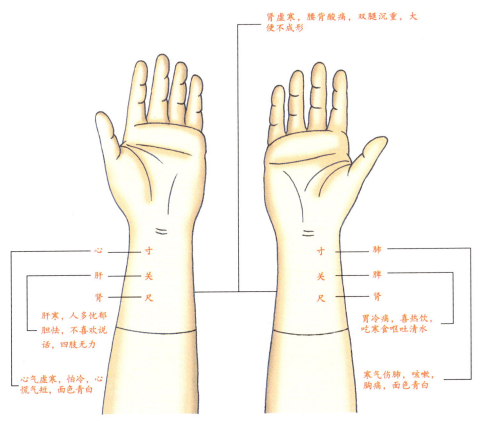

②狂：指精神躁狂失常的病证，出自《灵枢·癫狂》。因七情过度，五志化火，痰蒙心窍，或因热盛邪入心包所致。症见发作刚暴，骂詈不避亲疏，甚者持刀持杖，登高而歌，弃衣而走，逾垣上屋，力大倍常；或多食，或卧不知饥，妄见妄闻，妄自尊大，妄走不止，日夜无休等。

③疮：病名，出自《素问·至真要大论》。因外感六淫邪毒、感受特殊之毒、外来伤害或因情志内伤、饮食不节、房事损伤所致。症见局部肿痛，伴发热、便秘、溲赤等；重则恶心呕吐、烦躁不安、神昏谵语、咳嗽、痰中带血等。

【译文】

迟脉属阴多主五脏的虚寒病变。阳气潜伏在里，不能通达于外的时候，气血运行迟缓。迟而有力为寒凝腹痛，迟而无力为阳气不足而引起的虚寒证。

数脉寸口三部脉象

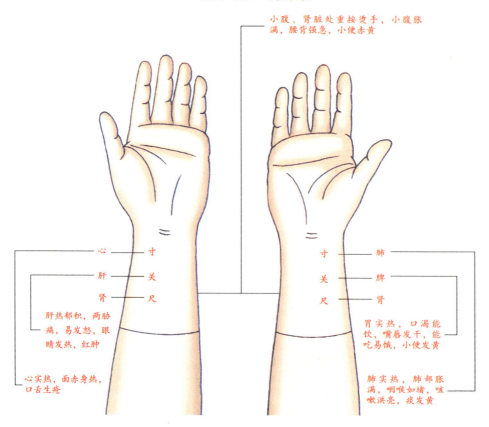

数脉属阳多主六腑的邪热病变，又主胃热上逆的呕吐、热伤神志的发狂等症。脉来数而有力为实热炽盛，脉来无力而数为疮疡。

【原文】

滑脉主痰，或伤于食。下为畜血①，上为吐逆②。
涩脉少血，或中寒湿③。反胃④结肠⑤，自汗厥逆⑥。

【注释】

①畜血：即蓄血，病证名，一作蓄血证。指多种内有瘀血的病证，或指外感热病，邪热入里与血相搏，致使瘀热蓄结于内。

滑脉寸口三部脉象

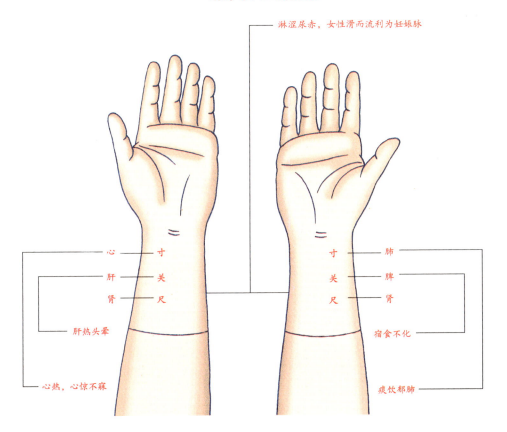

②吐逆：证名。指胃气上逆引起的呕吐。

③寒湿：病邪。《素问·调经论》："寒湿之中人也，皮肤不收，肌肉坚紧，营血泣，卫气去。"《素问·六元正纪大论》："感于寒湿，则民病身重胕肿，胸腹痛。"

④反胃：病名。又称胃反、翻胃，是指饮食入胃，停滞不化，良久反出的病症。《医贯》记载："翻胃者，饮食倍常，尽入于胃矣，但朝食暮吐，暮食朝吐，或一两时而吐，或积至一日一夜，腹中胀闷不可忍而复吐，原物酸臭不化，此已入胃而反出，故曰反胃。"

⑤结肠：又称肠结，即肠中津液缺乏，大便秘结。

⑥厥逆：病证名。是阳气不能达于四肢，以致四肢不温的病症。

涩脉寸口三部脉象

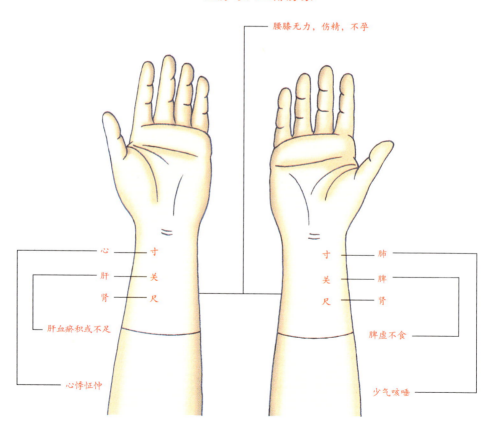

【译文】

滑脉主痰饮、食积，痰饮多见浮滑，伤食多见沉滑，蓄血的滑脉多见于关部，吐逆的滑脉多见于寸部。

涩脉主阴血虚少，或寒湿入血。症状表现为阴虚液涸的反胃、便秘，或出汗过多而伤津、营卫虚损而厥逆等病变。

【原文】

弦脉主饮，病属胆肝。弦数多热，弦迟多寒。
浮弦支饮①，沉弦悬痛②。阳弦头痛，阴弦腹痛。

【注释】

①支饮：病证名。指饮在胸膈，上迫于肺，导致胸闷气喘不得平卧。其症状为咳喘气短、胸部痞满，伴有轻度水肿、皮肤发黑等。

②悬痛：指悬饮导致的胸胁胀满，咳唾引痛。症见咳嗽、胸胁痛、时或呕吐等。

【译文】

弦脉为水饮病多见的脉象，尤多见于胆和肝的病证中。脉弦而数，多为热盛。脉弦而迟，多为寒盛。在浮部见弦，多属支饮为病。在沉部见弦，多属悬饮胸胁痛。头痛因病在上，故寸脉多见弦，又称为阳弦。腹痛因病在下，故尺脉多见弦，又称为阴弦，这就是分辨弦脉之大概。

弦脉寸口三部脉象

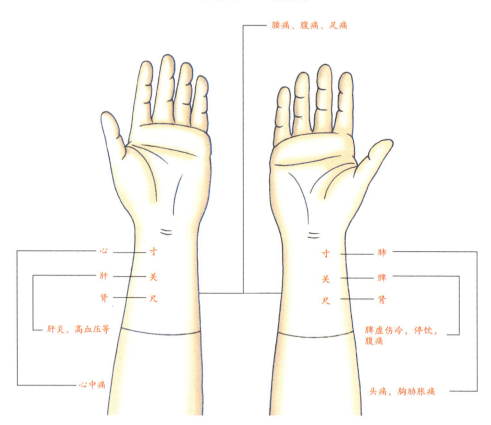

【原文】

紧脉主寒，又主诸痛。浮紧表寒①，沉紧里痛②。

【注释】

①表寒：又名表寒证，为风寒侵袭肌表所致的表证。表现为发热恶寒，无汗或有汗，头痛腰痛，咽喉干痛，咳嗽咯痰，舌边尖红，苔薄白或薄黄，脉浮紧。

②里痛：因邪气在里所引起体内气血不通而致里痛，如胃脘痛、腹痛等。

【译文】

紧脉主寒证、各种痛症。脉浮而紧，主寒邪在表。脉沉而紧，主里虚寒痛。

【原文】

长脉气平，短脉气病。细则气少①，大则病进。
浮长风痫②，沉短宿食。血虚③脉虚，气实④脉实。
洪脉为热，其阴则虚。细脉为湿⑤，其血则虚。

【注释】

①气少：病证名，亦称气短。呼吸无力或浅表、急促的症状，患者自感气的交换不足。

②风痫：痫病之一种，多因风痰而起，常突然发作而昏倒，伴有抽搐、目上视，时发时止是其特点。

③血虚：指血液亏虚，脏腑、经络、形体失养，以面色淡白或萎黄，唇舌爪甲色淡，头晕眼花，心悸多梦，手足发麻，妇女月经量少、色淡、后期或经闭，脉细等为常见证候。

④实：充满。指邪气亢盛。

⑤湿：病因，六淫之一，亦称湿气，为长夏的主气。湿为重浊之邪，属阴，其性黏腻、停滞、弥漫，其伤人多隐缓不觉，易导致多种病变。

【译文】

长脉通常表示为正气充沛之正常脉象,短脉则主气机失调所致的病症。细长脉主气弱血虚,如果脉来见大,表示病情加重。

浮长脉主风痫病,沉短脉主宿食不消。气血虚亏可见脉虚,气血壅盛可见脉实。

洪脉主热证,但如果因热盛阴伤,也主阴液亏虚之证。细脉主湿证,又主血虚证。

洪脉寸口三部脉象

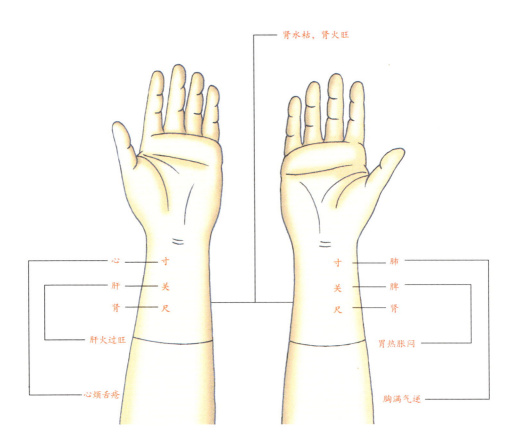

【原文】

缓大者风,缓细者湿。缓涩血少,缓滑内热。
濡小阴虚,弱小阳竭。阳竭恶寒[①],阴虚发热。
阳微恶寒,阴微发热。男微虚损[②],女微泻[③]血。
阳动汗出,阴动发热。为痛与惊,崩中[④]失血。
虚寒相搏,其名为革。男子失精,女子失血。

【注释】

①恶(wù)寒:症名,即怕冷、畏寒之意。

细脉寸口三部脉象

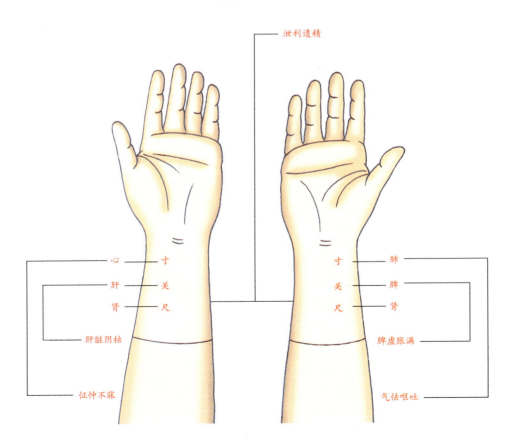

②虚损：又称虚痨，是由于禀赋薄弱、后天失养及外感内伤等多种原因引起的，以脏腑功能衰退、气血阴阳亏损、日久不复为主要病机，以五脏虚证为主要临床表现的多种慢性虚弱证候的总称。

③泻：液体很快地流。

④崩中：即崩漏，妇科病症。指女子非经期的阴道出血，量多势急者为崩，势缓而淋漓不断者为漏。

【译文】

脉象缓而偏大的主风热病证，缓而偏细的主寒湿病证。脉缓而兼涩的为营血虚少，脉缓而兼滑的为内热炽盛。

脉象软而细小的为阴血虚损，弱而细小的为阳气衰竭。阳虚则最易出现恶寒症状，阴虚则常见发热症状。

寸部微脉多主阳虚，故见怕冷畏寒；尺部微脉多主阴虚，故见发热。男子脉来微细多主阳气虚损，女子脉来微细多主崩漏下血伤阴。

寸部为阳，寸部出现动脉多主气亏虚致汗出过多。尺部为阴，尺部出现动脉可见发热、疼痛、惊悸、崩漏。

体内原本气弱血虚而又与阴寒邪气相互搏击，则出现革脉。如在男子表现为严重精亏，在女子的症状为崩漏失血。

【原文】

阳盛则促，肺痈①阳毒②。阴盛则结，疝③瘕④积⑤郁⑥。

代则气衰，或泄脓血。伤寒⑦心悸⑧，女胎三月。

【注释】

①肺痈：病名，指肺部发生痈疡而咯吐脓血的病证，主症为潮热、咳喘、吐黏臭脓痰、胸痛等。

②阳毒：指阳热毒邪导致的咽喉肿痛、痈肿疮疖等，主症状为紫斑、咽痛，甚至吐血。

③疝：即疝气痛，病症名，多为睾丸连少腹急痛，有的阴囊胀大。

④瘕：又称瘕聚。指腹中积块，时聚时散，多由气滞导致。

⑤积：即积聚。

⑥郁：泛指气、血、痰、火、湿、食等阻滞于体内的病证。《丹溪心法》称此为"六郁"，有气郁、血郁、痰郁、食郁等，以"越鞠丸"治之。

⑦伤寒：病名。出自《素问·热论》，多种外感热病的总称。此指症状如同外感寒邪、感而即发的病变，症见发热、恶寒、体痛等。

⑧心悸：因外感或内伤，致气血阴阳亏虚，心失所养；或痰饮瘀血阻滞，心脉不畅，引起以心中急剧跳动，惊慌不安，甚则不能自主为主要临床表现的一种病证。

【译文】

凡阳热盛极而伤阴时，多见到促脉。促脉主阳盛，症状表现为肺痈或阳毒。结脉主阴盛，症状表现为疝气、癥瘕、积聚，气血痰食内郁。

代脉主阳气衰微，症状表现见下利脓血，或久病伤寒、阳虚心悸。女子妊娠三月，也会出现代脉，主要是因恶心呕吐所致气机阻滞，脉气难于接续。

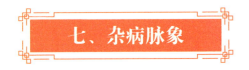

七、杂病脉象

【原文】

脉之主病，有宜不宜①。阴阳顺逆②，凶吉③可推。

中风④浮缓，急实则忌。浮滑中痰⑤，沉迟中气⑥。

尸厥⑦沉滑，卒不知人。入脏身冷，入腑身温。

【注释】

①宜：合适、适宜。此言病与脉相合为宜，不相合则为不宜。

②阴阳顺逆：阴与阳指脉象与症状的阴阳属性，顺与逆指脉与症的阴阳属性相合为顺。热象为阳，数脉阳，热象得数脉为顺；相反，症脉的阴阳属性不相合，则为逆，如阳热象见属阴的迟脉即为逆。

③凶吉：病情重、预后差者为凶；病情轻、预后好者为吉。

尸厥病的形成与治疗

尸厥病是人体经脉经气衰竭，导致身体麻木失去知觉的状态，这主要是由于络于耳内的五条经脉的络脉经气衰竭所致。治疗时应针刺下图右侧标示的穴位。

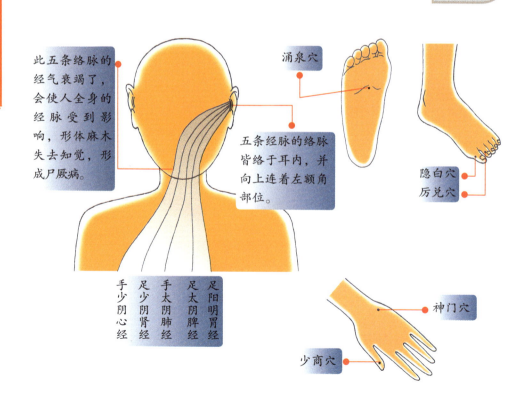

④中风：病名。出自《灵枢·邪气脏腑病形》。症见突然昏仆，人事不省，半身不遂，口眼歪斜，语言不利等。

⑤中痰：因痰致病。由于痰邪在体内停留部位不同，可出现各种证候。严重者可表现为神识不清的病症。

⑥中气：病证名。指多由情志不遂，致气机不畅，或怒动肝气，气逆上行所致。症见忽然仆倒，昏迷不省人事，牙关紧闭，手足拘挛等。

⑦尸厥：古病名，厥证之一。指突然昏倒，不省人事，其状如死的恶候。《素问·缪刺论》："其状若尸，故曰尸厥。"张介宾："尸厥，上下离竭，厥逆气乱，昏愦无知，故名尸厥。"

【译文】

每种脉象的主病，应与证合参。病与脉相合为宜，不相合则为不宜。脉与证的阴阳属性相合为顺、为吉，脉与证的阴阳属性不相合为逆、为凶。

风邪乘虚侵袭所致的中风病，脉应浮缓，这是病与脉相宜的脉象。如果见坚实急数之脉，则为病邪太盛之象，是中风病所忌讳的。中痰的患者，脉来多浮滑。中气的患者，脉来多沉迟。

尸厥病变，脉象沉滑，突然昏倒，不省人事。如果身凉肢冷，是邪入五脏；如果身体温暖，是邪入六腑。

【原文】

风①伤于卫，浮缓有汗。寒②伤于营，浮紧无汗。
暑③伤于气，脉虚身热。湿伤于血，脉缓细涩。
伤寒热病，脉喜浮洪。沉微涩小，证反必凶。
汗后脉静④，身凉则安。汗后脉躁⑤，热甚必难。

风邪是六淫之首,风邪侵入人体,阻塞毛孔,在身体上下窜行,导致人体经脉不通,使人发冷或发热。

风邪对人体的伤害

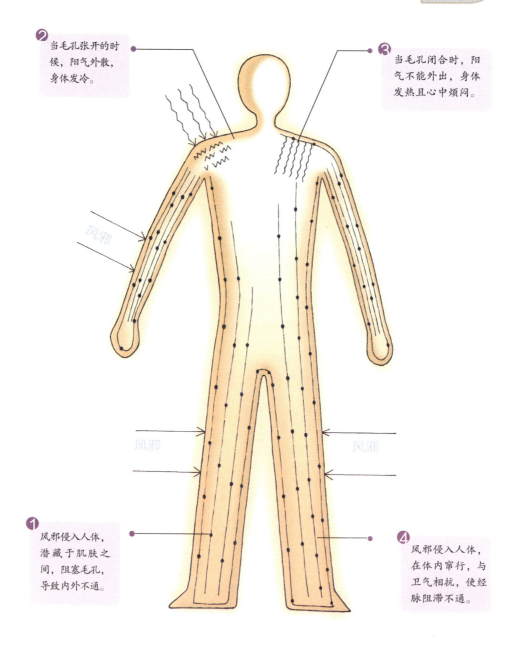

❷ 当毛孔张开的时候,阳气外散,身体发冷。

❸ 当毛孔闭合时,阳气不能外出,身体发热且心中烦闷。

❶ 风邪侵入人体,潜藏于肌肤之间,阻塞毛孔,导致内外不通。

❹ 风邪侵入人体,在体内窜行,与卫气相抗,使经脉阻滞不通。

图解濒湖脉学

【注释】

①风：六淫之一，亦称风气，属阳邪。为外感疾病的先导。《素问·风论》："风者善行而数变。"其症状每以恶风寒、发热及游走善变为特点。

②寒：六淫之一。属阴邪，易伤阳气。其性凝滞、收引。人体阳气不足，卫气不固密，就易受寒邪侵袭而病，较常见的如恶寒、发热、头痛、身痛、骨节疼痛或腹痛泄泻等症状。

自然界的风、寒、暑、湿、燥、热等是客观存在的，但是有的人容易生病，有的人却很健康，这是由人的正气是否充足决定的。

正气是否充足决定人的健康

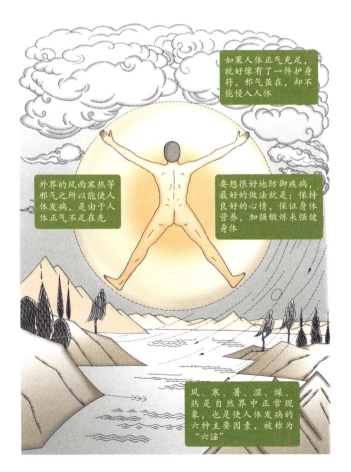

如果人体正气充足，就好像有了一件护身符，邪气虽在，却不能侵入人体

外界的风雨寒热等邪气之所以能使人体发病，是由于人体正气不足在先

要想很好地防御疾病，最好的做法就是：保持良好的心情，保证身体营养，加强锻炼来强健身体

风、寒、暑、湿、燥、热是自然界中正常现象，也是使人体发病的六种主要因素，被称为"六淫"

四言诀

③暑：六淫之一。暑为阳邪，其性炎热。夏季具有炎热向上特性的外邪称为暑邪。暑邪是火热之邪的一部分，是在夏季常出现的致病邪气。

④脉静：脉来和缓平静不急躁，表示疾病好转或不会恶化。《素问·疟论》："在阴则寒而脉静。"如伤寒表证，脉象平静和缓，为不传经。《伤寒论·辨太阳病脉证并治》："伤寒一日，太阳受之，脉若静者，为不传。"

⑤脉躁：指患病过程中，脉象变得比原来急数躁动，一般表示邪气内传，病情向坏的方向发展。

【译文】

风邪属阳邪，风性散发，卫气受损不能固表，所以脉象浮缓，身有汗出。寒邪属阴邪，寒性收敛，初期多是营气受伤，所以脉象浮紧，腠理致密无汗。

暑邪属阳邪，其性炎热，最容易耗散人体的真气，所以尽管身上发热，脉来却见虚。湿邪属阴邪，湿性黏滞，容易闭着于血分，影响到血液的运行，故脉来多细缓而滞涩。

寒邪属阴邪，寒邪入里化热，脉当出现浮洪。如果脉来沉、微、涩、小，是阳证见阴脉，是邪热有余、正气大伤的反映，预示着疾病不易治疗。

凡是外感病，经过出汗以后，脉来和缓平静不急躁，热退身凉，表示疾病好转。如果出汗以后，热不退而反加甚，脉不静而反躁急，说明病变还在发展，治疗较难。

【原文】

饮食内伤①，气口②急滑。劳倦③内伤，脾脉④大弱。

欲知是气，下手脉沉。沉极则伏，涩弱久深。

火郁⑤多沉，滑痰紧食。气涩血芤，数火细湿。

滑主多痰，弦主留饮⑥。热则滑数，寒则弦紧。

浮滑兼风，沉滑兼气。食伤短疾，湿留濡细。

【注释】

①内伤：病因之一，泛指内损脏气的致病因素，如七情不节、饮食饥饱、劳倦、房事过度等。

②气口：即寸口。

③劳倦：过度或长期的劳累疲倦，可损伤身体，成为致病因素。

④脾脉：即为右手关部之脉象。

⑤火郁：六郁之一，即热郁。

⑥留饮：病证名。痰饮流注无定，若流于肠道则肠道辘辘有声等的饮证。又见于《诸病源候论》，亦称"癖饮"。症见脘腹胀满，胃内停饮不消，按之有振水之声，呕吐清水及黏液，口渴不欲饮，水入即吐，小便不利，心悸气短等。

五味与五脏疾病的治疗

中医认为，五脏与五味有一一对应的关系，当某一脏发生病变时，就宜根据五脏所喜之味采取或补或泻的方法。

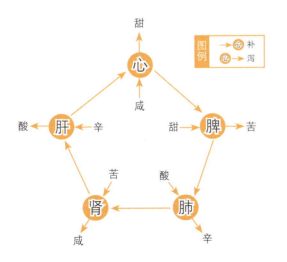

中医认为

肝气喜散，应服用辛味药物促其散。用辛味药补，用酸味药泻。

心适宜软，应服咸味药使其软。用咸味药补，用甜味药泻。

脾喜弛缓，应服甜味药使其缓。用甜味药补，用苦味药泻。

肺喜收敛，要服酸味药使其收。用酸味药补，用辛味药泻。

肾喜坚实，应服苦味药使其坚实。用苦味药补，用咸味药泻。

【译文】

因饮食失宜所致的内伤病,寸口部位多见急数而滑的实邪脉象,因劳倦太过所致的内伤病,多见脾脉豁大而虚弱无力。

如果气分的劳伤很严重,则脉出现沉象。沉脉进一步发展,出现极沉的伏脉或者弱而涩的脉象,则表明劳伤是时间既久病亦较深。

邪火内郁不能外达,则脉象多见沉实。滑脉主痰,紧脉为伤食。涩脉主气滞,芤脉为失血。数脉为有火,细脉为兼湿。

滑脉为痰饮内盛,弦脉是留饮不去。兼热则脉滑而数,兼寒则脉弦而紧。

脉象浮滑为兼有风邪,脉象沉滑为兼有气滞。伤于饮食,则脉来短而疾。湿浊内阻,则脉来软而细。

【原文】

疟①脉自弦,弦数者热,弦迟者寒,代散者折。
泄泻②下痢③,沉小滑弱,实大浮洪,发热则恶。
呕吐④反胃,浮滑者昌⑤,弦数紧涩,结肠⑥者亡。
霍乱⑦之候,脉代勿讶⑧,厥逆⑨迟微,是则可怕。

【注释】

①疟:病名,出自《素问·疟论》:"疟,先寒而后热。"即疟疾病。指以间歇性寒战、高热、汗出为特征的一种病。

②泄泻:指因感受外邪,或被饮食所伤,或情志失调,或脾胃虚弱,或脾肾阳虚等原因引起的以排便次数增多、粪便稀溏,甚至泄如水样为主证的病证。

③下痢:本文指痢疾,指因饮食不洁、外感湿热疫毒而引起的以起病急

骤、高热、腹痛下痢为主要症状的痢疾，好发于夏秋之际。

④呕吐：是由于胃失和降、胃气上逆所致的以饮食、痰涎等胃内之物从胃中上涌，自口而出为临床特征的一种病证。

⑤昌：兴旺、昌盛之意。

⑥结肠：指肠道结滞不通，使六腑之气不通，而失其通降之性，上可见呕吐反胃，中可见脘胀满痛，下可见大便不通等症。

⑦霍乱：病名，出自《灵枢·五乱》："乱于肠胃，则为霍乱。"指以发病急骤，大吐大泻，烦闷不舒为特征的病。

⑧讶（yà）：诧异，惊奇。

⑨厥逆：病证名，指四肢厥冷。《伤寒论·辨少阴病脉证并治》："少阴病，下利清谷，里寒外热，手足厥逆，脉微欲绝。"

常见疟疾的种类与治疗

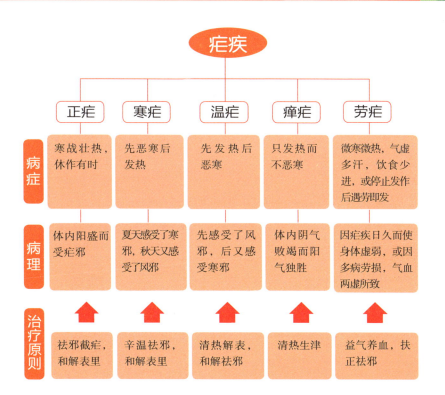

【译文】

疟疾患者，多出现弦脉，为疟病应见之脉。弦而兼数为热邪盛，弦而兼迟为寒邪盛。若突然出现了代脉或散脉，这是极虚的脉象，则表明正气大亏，病情转危。

痢疾腹泻患者，脉象应见沉小或滑弱。如果脉来实大或浮数，甚至发热不退，则表明病变还在急剧地发展，病情危重。

呕吐反胃患者，得浮滑之脉为佳，表明精气还没有大伤，病情尚轻。如果脉来弦数紧涩，肠结便秘，则表明正气大亏，这种病变多半预后不良。

霍乱的病变，多为传染秽毒而成，如见代脉不必惊讶。如见四肢厥冷、脉象迟微，这是阳气衰竭、寒邪太盛之候，则是最为可怕的。

【原文】

咳嗽①多浮，聚肺关胃②。沉紧小危，浮濡易治。

喘③急息肩④，浮滑者顺，沉涩肢寒，散脉逆证⑤。

【注释】

①咳嗽：病名。是指外感或内伤等因素，导致肺失宣肃，肺气上逆，冲击气道，发出咳声或伴咯痰为临床特征的一种病症。历代将有声无痰称为咳，有痰无声称为嗽，有痰有声谓之咳嗽。临床上多为痰声并见，很难截然分开，故以咳嗽并称。

②聚肺关胃：指咳嗽发病多与肺胃相关。《素问·咳论》："久咳不已……此皆聚于胃，关于肺。"这便是"聚肺关胃"说的本源。

③喘：病证名。是指由于外感或内伤，导致肺失宣降，肺气上逆或气无所主，肾失摄纳，以致呼吸困难，甚则张口抬肩、鼻翼翕动、不能平卧等为主要临床特征的一种病证。

④息肩：肩部随呼吸而上下活动。

⑤逆证：反常的、有危险性的病症。

【译文】

咳嗽病变，病位在肺，脉多见浮象，据《素问·咳论》"聚于胃，关于肺"的说法，是病邪聚于胃上犯于肺所致。如见沉紧小象，说明肺胃之气大伤，肺中的邪气犹重，为病危之兆。如见浮软之象，表明肺气虽然虚弱但邪气并不严重，则病轻易治。

喘息急促，张口抬肩，脉见浮滑之象的，说明是风痰滞于肺，使肺气不能下降，只要风痰一去，喘息就可以平静下来，为病顺症轻之兆。如果脉见沉涩之象而四肢寒冷的，或兼见散脉的，是肺气虚弱已极的反映，为病逆难治之象。

【原文】

病热有火，洪数可医。沉微无火，无根①者危。
骨蒸②发热，脉数而虚。热而涩小，必殒③其躯。
劳④极⑤诸虚⑥，浮软微弱。土败双弦，火炎急数。

【注释】

①无根：指无根脉。无根脉的特征是尺脉沉取，无脉动应指，便是无根，提示"先天之本"肾气绝，病情危重。另，寸关尺三部沉取无脉动应指也称"无根脉"，也提示病情危重。

②骨蒸：病证名，症见自感内如蒸，潮热而无力。

③殒（yǔn）：死亡。

④劳：即五劳。五劳，指《素问·宣明五气》"久视伤血，久卧伤气，久坐伤肉，久立伤骨，久行伤筋"。又指志劳、思劳、心劳、忧劳、疲劳。以上两项均属过劳性致病因素。又指心、肝、脾、肺、肾劳等五脏虚劳

病证。《证治要诀》："五劳者，五脏之劳也。"总之过劳可导致虚劳之病。

⑤极：即六极，指六种劳损的病证。《诸病源候论·虚劳候》："六极者：一曰气极……二曰血极……三曰筋极……四曰骨极……五曰肌极……六曰精极。"总之，劳极，统指由于劳形、劳神过度而导致的诸虚百损之证。

⑥虚：本文指虚证。指人体正气不足，脏腑功能衰退所表现的证候。临床一般常见面色不华、精神疲惫、气短音低、自汗盗汗、头晕眼花、心悸失眠、饮食减少，舌质淡胖或瘦瘪，脉虚细无力等。

【译文】

火热咳嗽，脉来洪数，热证热脉，便于治疗。如脉来沉微，则为虚火咳嗽。如果脉来散漫无根，则为病危之象。

骨蒸发热之病，脉见数而无力。假使发热而脉来涩小，说明阴精枯竭，则为生命危险之兆。

五劳六极诸种虚证，都是由于阴精、阳气虚损的病变，脉象应见浮软微弱。如果双手关脉均见弦象，习惯称作"双弦"，则为脾气衰败的表现。如果见急数之脉，则为阴虚至极阳亢成火的表现。

【原文】

诸病失血①，脉必见芤。缓小可喜，数大可忧。
瘀血②内蓄，却宜牢大。沉小涩微，反成其害。

【注释】

①失血：证名，各种大量出血症候的总称。《三因极一病证方论·失血叙论》："血不得循经流注，荣养百脉，或泣或散，或下而亡反，或逆而上溢，乃有吐、衄、便、利、汗、痰诸证生焉。十种走失，无重于斯，随证别

之，乃可施治。"失血原因，或肺阴虚，热损肺络；或脾虚气弱，不能统血摄血；或邪热迫血妄行；或跌仆外伤，损及脏腑经脉等。

②瘀血：出自《神农本草经·丹皮》。病因病证名。指人体脉内或脉外有积存血液而未消散者。《说文》："瘀，积血也。"

【译文】

诸种失血病证，必会出现血液虚少的芤脉。如果脉来缓小，则是虚证虚脉，脉证相应，是一种较好的现象。如果脉来数大，说明邪热病变还在发展，是令人忧虑之象。

如果有瘀血停于体内，脉象宜见牢大，这是实证实脉，脉证相应。如果是沉小涩微种种虚脉，实证现虚脉，攻补两难，则是病情较重的表现。

【原文】

遗精①白浊②，微涩而弱。火盛阴虚，芤濡洪数。
三消③之脉，浮大者生。细小微涩，形脱④可惊。

【注释】

①遗精：病症名，见《丹溪心法·梦遗》，亦称"失精""遗泄"。是指因脾肾亏虚，精关不固，或火旺湿热，扰动精室所致的以不因性生活而精液频繁遗泄为临床特征的病症。本病发病因素比较复杂，主要有房事不节、先天不足、用心过度、思欲不遂、饮食不节、湿热侵袭等。

②白浊：病症名，见《诸病源候论·虚劳小便白浊候》。指小便色白浑浊，属尿浊；或指尿道口常滴出白色浊物，小便涩痛明显，但尿不浑浊，此属精浊。

③三消：上消、中消、下消的合称。病证名，见《丹溪心法·消渴》。消渴，出自《素问·奇病论》。指以多饮、多食易饥、多尿、逐渐消瘦为主

要特征的一类疾病。可能包括今之"糖尿病""甲亢"等病。总属火热证，但有实火、虚火之分。张从正说："三消当从火断。"（《儒门事亲》）

④形脱：指形体消瘦。

【译文】

遗精白浊之病，基本上是属于虚证，脉应微涩而弱。如果是火盛伤阴，阴液亏虚，就可见到洪而芤或数而软的脉象。

三消病变，多由燥热太盛所致，脉象浮大甚至数大，为脉证相应，尚可救治。如果出现了细小微涩种种虚脉，且形体消瘦，说明精气耗散病情已极为严重了，则为病重之象。

【原文】

小便淋①闷②，鼻头色黄③。涩小无血，数大何妨。
大便燥结，须分气血。阳数而实，阴迟而涩。

【注释】

①淋：病证名。小便涩痛，淋沥不爽。清代《顾松园医镜》："淋者，欲尿而不能出，胀急痛甚，不欲尿而点滴淋沥。"

②闷（mi）：指小便秘涩难通。

③鼻头色黄：鼻头，亦称准头，按《灵枢·五色》鼻头属脾。黄色主脾虚，主湿盛。脾主运化水液，今脾虚水液失于运化，而湿浊内生既碍脾运又阻气机，均可使小便不利。故"鼻头色黄"亦可提示"小便淋闷"之症。

【译文】

患淋证和闷证,如果鼻头颜色发黄,是脾胃湿热内盛的表现。如果脉来涩小,这是精血大伤不能化津化气的重证。如果脉来数大,为脉证相应,没有什么妨碍。

大便干燥秘结,要辨别燥热邪气究竟结在气分还是在血分。在气分为阳结,脉来多数而实;在血分为阴结,脉来多迟而涩。

> 六气即寒、暑、燥、湿、风、火六气。十二地支分主六气,两主一,而正化对化以别两中之异,为阴阳盛衰之意。这种正化对化从不平衡到平衡的变化需要60年,也就是说60年为一个周期。(注:正化者,令之实,主有余也。对化者,令之虚,主不足也。)

六气的正化、对化

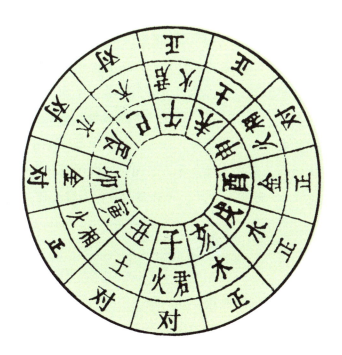

【原文】

癫①乃重阴②,狂③乃重阳④。浮洪吉兆,沉急凶殃。
痫⑤脉宜虚,实急者恶。浮阳沉阴,滑痰数热。

【注释】

①癫：病名，出自《灵枢·癫狂》，属现代精神病的一种类型，多由痰气郁结所致。症见精神抑郁，表情淡漠，或喃喃独语或哭笑无常，或幻想幻觉，或不思饮食，不知秽洁，舌苔白腻，脉弦滑等，属阴盛之证。

②重（chóng）阴：两种属阴的事物重合到同一事物上之谓。

③狂：病名，出自《灵枢·癫狂》。亦属现代精神病的一个类型。多由情志郁结，气郁化火或火热之邪入内，以致火热与痰浊瘀血相合扰心乱神所致。症见少卧不饥，狂妄自大，或喜笑不休，或怒骂叫号，不避亲疏，或殴人毁物，力大倍常，越垣上屋，舌红苔黄腻，脉弦滑数大有力等，属阳盛之证。

④重阳：两种属阳的事物重合到同一事物上之谓。

⑤痫（xián）：病名，出自《素问·大奇论》，是一种发作性神志异常的病。《备急千金要方》称癫痫，沿用至今，俗称"羊痫风"。多因惊恐，或情志不遂，饮食不节，劳累过度，伤及肝脾肾三经，使风痰随气上逆扰心乱神所致。症见短暂失神，面色泛白，双目凝视，但迅速即可恢复常态；或见突然昏倒，口吐涎沫，两目上视，牙关紧闭，四肢抽搐，或口中发出类似猪羊叫声等。患者醒后，除觉疲劳外，一如常人，但不时发作。

【译文】

癫病是由于痰浊阴邪太重所致，狂病是由于火热阳邪太重所致。如脉象浮洪，则为实证现实脉，是病顺的表现，病变单纯易于治疗。如脉象沉急，说明病变已经深入，为脉证不合，是病逆的表现，不易治疗。

痫病患者如见虚脉，表明风痰邪气并不太重，所以为相宜。如见实脉，说明风痰重，邪气盛，则为凶象。脉浮为阳证，脉沉为阴证，脉滑为痰证，脉数为热证。

癫痫病人的养生原则

良好的生活规律和良好的饮食习惯

适当的体力活动

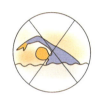
禁止从事危险性活动，如攀高、游泳等

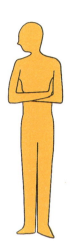

饮食要清淡，忌烟酒和刺激性食物

适当的脑力劳动

不要有精神负担，相信病一定会治好的

【原文】

喉痹①之脉，数热迟寒。缠喉走马②，微伏则难。

【注释】

①喉痹：病名，出自《素问·阴阳别论》："一阴一阳结，谓之喉痹。"一作"喉闭"，各种咽喉肿痛病证，统称喉痹。

②缠喉走马：喉痹的一种。主要症状为：喉连项肿大，项部及喉内部可看到红肿发炎，喉部发紧、发麻、发痒，痰鸣气壅，手指发青，手心壮热，发热恶寒，甚至手足厥冷。多由情志先伤，再感风热邪毒而成。

【译文】

喉痹的脉象，脉来见数的属热证，脉来见迟的则为火被寒郁。缠喉风、走马喉痹，均为喉痹重证，如果脉来微伏，说明精气枯竭、毒势蔓延，故属难治之病。

【原文】

诸风①眩晕②，有火有痰。左涩死血③，右大虚看。

头痛多弦，浮风紧寒。热洪湿细，缓滑厥④痰。

气虚弦软，血虚微涩。肾厥弦坚，真痛⑤短涩。

【注释】

①风：既是病因概念，如风邪，又是证候归类概念，如风证。临床上凡见到类似于自然之风"善行数变"特点的主观的"动"症（即患者自觉症状），如痛痒走窜无定处、眩晕等，客观"动"症（医者诊察到的体征），如抽搐、震颤等，统归属"风证"。

②眩晕：病名。出自《素问·至真要大论》等篇，又称头眩。是由于情志、饮食内伤、体虚久病、失血劳倦及外伤、手术等病因，导致风、火、痰、瘀上扰清空或精亏血少、清窍失养，以头晕、眼花为主要临床表现的一类病证。眩即眼花，晕是头晕，两者常同时并见，故统称为"眩晕"，其轻者闭目可止，重者如坐车船，旋转不定，不能站立，或伴有恶心、呕吐、汗出、面色苍白等症状。

③死血：即瘀血。

④厥：病证名，出自《素问·厥论》等篇。其具体所指，要者有三：一是泛指突然昏倒，不省人事，但大多能逐渐苏醒的一类病证。历代文献中有尸厥、薄厥、煎厥、痰厥、食厥、血厥、气厥等名称。二指四肢寒冷。《伤寒论·厥阴病脉证并治》："厥者，手足逆冷是也。"有寒厥、热厥、蛔厥之分。三指"癃"（小便不利，点滴而出）之重证，出《素问·奇病论》："有癃者，一日数十溲……病名曰厥。"肾厥，肾气厥逆，当指"癃之重证"。盖肾主水，司开阖，与小便的生成排泄密切相关。

⑤真痛：即"真头痛。"出自《灵枢·厥病》："真头痛，头痛甚，脑尽痛，手足寒至节，死不治。"

【译文】

诸种内风眩晕，病因一般以精气虚损、痰火上攻为最常见。左手脉涩，多为瘀血；右手脉来虚大的，多属于气虚。

头痛病的患者，多见弦脉。脉来见浮的，多属外感风邪。脉来见紧的，多属外感寒邪。脉来见洪的，多属热病。脉来见细的，多属湿病。脉来缓弱的，多为暑病。脉来见滑的，多为痰病。

脉来弦软的，多为气虚。脉来微涩的，多为血虚。脉来弦坚的，多为肾气厥逆。脉来短涩的，多为真头痛。

厥痛

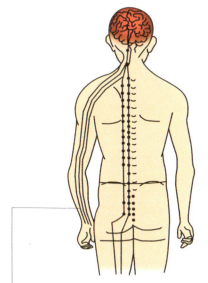

手三阳上循至头，所以手三阳经受风寒会引起头痛，此为厥头痛，此病可治愈

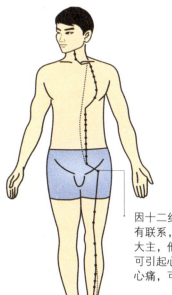

因十二经皆与心脏有联系，心为腑脏之大主，他脏之病邪亦可引起心痛，此为厥心痛，可治愈

【原文】

心腹之痛，其类有九。①细迟从吉，浮大延久。
疝气弦急，积聚在里。牢急者生，弱急者死。
腰痛②之脉，多沉而弦。兼浮者风，兼紧者寒。
弦滑痰饮，濡细肾着③。大乃肾虚④，沉实闪肭⑤。
脚气⑥有四，迟寒数热。浮滑者风，濡细者湿。

【注释】

①心腹之痛，其类有九：心，古医籍中亦多指胃之上脘部。"九种心痛"说，本源于《金匮要略》第九篇，为后人概括提出。一是饮痛，症见痛而腹鸣、胀满、食减、足跗水肿；二是食痛，症见痛而痞闷、吐逆、吞酸、嗳腐臭气；三是冷痛，症见痛而腹冷作刺痛、四肢清冷；四是热痛，症见痛而胸热欲呕、心烦而渴、大便秘结；五是气痛，症见痛而胀满、疼痛游走不定时作时止；六是血痛，症见痛而腹中有积块，牵引两胁部；七是虫痛，症见痛时腹中现索状物，痛止即散，甚至吐出蛔虫，或大便中有虫；八是悸痛，症见痛而脐上悸动，劳即发，头面发赤而下重；九是疰痛，症见痛而神昏卒倒、昏愦妄言，甚至口噤，为感染秽浊恶气所致。

②腰痛：是指腰部感受外邪，或因劳伤，或由肾虚而引起气血运行失调，脉络绌急，腰府失养所致的以腰部一侧或两侧疼痛为主要症状的一类病证。

③肾着：病名，出自《金匮要略·五脏风寒积聚病脉证并治》，多由肾虚寒湿内著所致。症见腰部冷痛，重着，转侧不利，虽静卧亦不减，逢阴雨天则症状加重，治用"肾着汤"（即甘草、干姜、茯苓、白术）。

④肾虚：又称肾气虚，是指由于肾气亏虚，生长生殖功能下降，摄纳无权等所表现的证候。临床既有肾虚证症状，又见气虚证表现。主要症状为气短自汗、倦怠无力、面色㿠白、滑精、早泄、尿后滴沥不尽，小便次数多而

清，腰膝酸软，听力减退，四肢不温，脉细弱等，治以补肾为主。

⑤闪肭（nà）：含紧缩不舒意。闪肭，解为由于动作伸缩俯仰不当而伤及腰部，似可合文意。

⑥脚气：病名。临床表现以足胫麻木、酸痛、软弱无力为主症。本病因寒湿和湿热之邪侵袭下肢，流溢皮肉筋脉；或饮食失节，损伤脾胃，湿热流注足胫；或因病后体质虚弱，气血亏耗，经脉、经筋失于润养所致。如湿毒上攻，心神受扰，则心悸而烦，循经窜犯肺胃，则喘满呕恶等。初起仅觉两脚无力，渐渐酸重，顽麻而纵缓，而后两下肢逐渐见软细，或浮肿。因此，可分为干、湿两类。湿脚气偏于实证，症见足胫肿大，甚则脚肿连膝，脉濡缓，苔白腻；干脚气偏于虚证，症见足胫肌肤日渐瘦削，冷麻酸重逐渐加剧，形神萎弱，或兼见便秘便黄，舌质淡红、苔黄，脉弦数。

【译文】

心腹疼痛，共有九种。如果脉来细迟，说明只是正气不足，但病邪并不严重，可望速愈。如脉来浮大，说明不仅正气虚衰，而且病邪也很严重，将迁延难愈。

患疝气病的脉象，弦急有力，为积聚在内所致。如脉见牢急，说明阴寒实邪在里，只宜用温散寒邪的方法，便可治愈。如果脉来弱中带急，是阳气既已大虚，寒湿阴邪又特盛，治疗是很困难的。

患腰痛的脉象，多见沉弦。如果兼见浮脉，属于风邪。兼紧者，属于寒邪。脉弦滑的，属于痰饮。脉象软细的，属于肾着。脉见虚大的，属于肾虚。脉见沉实的，多属闪挫外伤性腰痛。

脚气病变，为寒湿或湿热等侵袭足胫而成。一般可分为四种脉象：见迟脉的，属寒湿邪盛；见数脉的，属热湿邪盛；见浮滑脉的，属风湿邪盛；见软细脉的，属湿邪盛。

厥病有寒厥和热厥之分，寒厥病总是起于脚趾，热厥病总是起于脚心，这与阴阳之气在脚部的运行和交汇有关。

厥病的发生

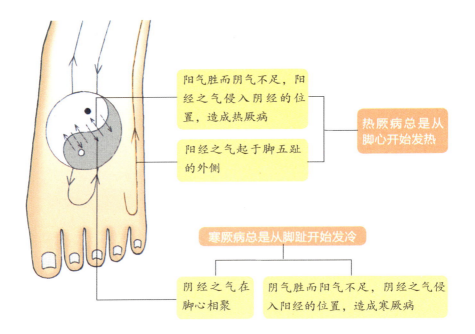

【原文】

痿①病肺虚，脉多微缓。或涩或紧，或细或濡。
风寒湿气，合而为痹②。浮涩而紧，三脉乃备。
五疸③实热，脉必洪数。涩微属虚，切忌发渴。

【注释】

①痿：病名，指四肢枯萎，不能运动。清代张志聪："痿者，四肢无力痿弱，举动不能，若萎弃不用之状。"

②痹（bì）：病名，出自《素问·痹论》。当指由于外感风寒湿邪，内

由营卫不调，而致气血运行不畅，经络失通，并由此引起以疼痛不仁等七种症状为主要临床表现的一类疾病。

③五疸：病证名，出自《金匮要略·黄疸病脉证并治》。指黄疸、谷疸、酒疸、女劳疸、黑疸，后人合称"五疸"。

【译文】

痿证的形成，主要由肺虚所致，脉象多微弱而迟缓。或兼见有涩、紧、细、软，都是由于精血不足，筋骨、经脉失去了濡养的缘故。

风、寒、湿三种病邪侵犯人体，留而不去，就会引起痹证。痹证的脉象，以浮、涩、紧三脉最为常见，因浮紧是风、寒、湿邪痹着于经脉的反映，涩是气血不足的表现。

黄疸、谷疸、酒疸、女劳疸、黑疸五种疸病，多因湿热所致。这种湿热属于实邪，所以便常出现洪数的实脉。如果脉象涩微，是精气两虚的表现，如见发渴不止是热邪盛而精液枯竭的征兆，邪盛正衰，病变恶化，所以最忌见到此种脉象。

【原文】

脉得诸沉，责其有水①。浮气②与风③，沉石④或里⑤。
沉数为阳⑥，沉迟为阴⑦。浮大出厄，虚小可惊。

【注释】

①水：即为水气（从病理而言），亦可称水肿（从症状而言）。

②气：即气水，古病名，出自《中藏经·论水肿脉证生死候第四十三》，症见全身水肿，时肿时消，时重时轻。

③风：即风水，古病名，出自《素问·奇病论》。症见发热恶风，四肢先肿，继而腹部胀大，全身浮肿，小便不利。

④石：即石水，古病名，出自《素问·阴阳别论》。症见自脐下先肿，少腹肿大，坚硬如石，腹满不喘，胁下疼痛。

⑤里：即里水，古病名，出自《金匮要略·水气病》篇。症见先自少腹作胀而不肿，渐见全身水肿，按之没指，其腹如鼓，无汗，不渴。

⑥阳：即阳水，水肿病两大类型之一。多有风邪外袭，水湿浸渍导致肺失宣降，脾失健运，发病急，水肿多由眼睑、头面而下，迅及全身，肿处皮肤绷紧光亮，按之即起，兼见烦渴，小便赤涩、大便秘结。

过度劳累会引起水肿病

过度劳累会使肾受到损伤，造成肾阴不调，如果再遇外界风寒等邪气来袭，就会使体内汗不得出而形成水肿病，如图所示。

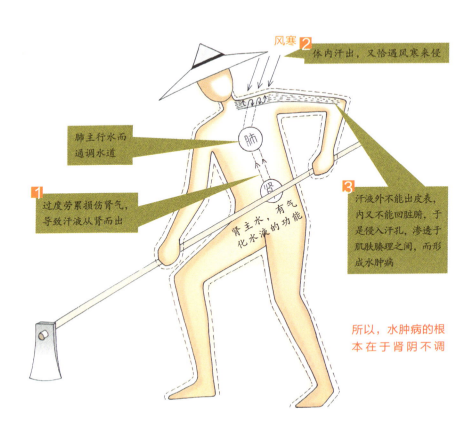

⑦阴：即阴水，水肿病两大类型之一。多属虚证。因脾肺虚弱或肾经亏损等所致。脾阳虚弱者，症见下肢浮肿，按之凹陷不起，脘闷腹胀，纳减便溏，面色萎黄，四肢不温，小便短少，舌淡苔白滑，脉濡缓。肾阳虚衰者，症见腰以下肿甚，畏寒肢冷，神疲气怯，面色㿠白，腰脊酸重，舌胖色淡苔白，脉沉细弱。

【译文】

水肿病，因水湿阴邪太盛，以致肌肉肿满，故多出现阴邪盛的沉脉。水肿而脉见浮，多属气水或风水，脉沉则多见于石水和里水。

脉沉而数的，多见于阳水肿病。脉沉而迟的，多见于阴水肿病。脉象浮大，是实证现实脉，为向愈征兆。脉象虚小，是实证见虚脉，为病重表现。

【原文】

胀满①脉弦，土制于木。湿热②数洪，阴寒③迟弱。
浮为虚满，紧则中实④。浮大可治，虚小危极。
五脏为积，六腑为聚。实强者生，沉细者死。
中恶⑤腹胀，紧细者生，脉若浮大，邪气已深。

【注释】

①胀满：指胸胁脘腹部位胀满不舒的症状。可由多种原因引起，如气滞、食滞、大便秘结等。

②湿热：为致病因素，属于湿、热相合之邪。亦为中医证候名，如湿热证，是指湿热蕴结体内，脏腑经络运行受阻，可见全身湿热症状的病理变化。

③阴寒：病因，即外感之寒邪或阳虚所生之内寒。因寒属阴性，故名。

④中实：即腹中有实滞。

⑤中恶：病名，出自《肘后方·救卒中恶方》。原本指中邪恶鬼祟而致病。此指由秽浊恶毒不正之气所中为病。

【译文】

胀满病多数是肝强脾弱的病变，因此出现肝强的弦脉。如果由湿热内蕴浊气滞留胸腹所致，则脉象洪数。如果由阴寒邪气积而不散引起，则脉象迟弱。

如果脉来浮细，多为虚胀；脉来紧急，多为实胀。胀满脉见浮大的，表明正气还在，为可治之脉；脉见虚小的，表明正气衰败，为病危之脉。

积病属于五脏方面的病变，聚病属于六腑方面的病变。脉来实强的，是正气还没有完全衰败，所以病情较轻；脉来沉细的，说明正气虚损已极，病变极重。

中恶出现腹胀，脉象紧而细的，说明正气虽衰但邪气不盛，病轻尚有生机。脉象若见浮大，是邪气已经深入的表现，病情比较严重。

【原文】

痈疽①浮数，恶寒发热。若有痛处，痈疽所发。
脉数发热，而痛者阳。不数不热，不疼阴疮②。
未溃痈疽，不怕洪大。已溃③痈疽，洪大可怕。
肺痈已成，寸数而实。肺痿④之形，数而无力。
肺痈色白，脉宜短涩。不宜浮大，唾糊呕血。
肠痈⑤实热，滑数可知。数而不热，关脉芤虚。
微涩而紧，未脓当下。紧数脓成，切不可下。

【注释】

①痈疽（jū）：病名，出自《灵枢·痈疽》。此泛指一切疮疡，另痈与疽分言又有区别。疮面深而恶者为疽，疮面浅而大者为痈。自《灵枢·痈疽》以来，由于分类角度不同，又有多种名目的痈与疽。

②阴疮：病名，又称阴蚀。多因湿热下注，蕴结成毒，或因正气虚弱，寒湿凝结而成。症见妇人阴产生疮，甚则溃疡，脓水淋漓，局部肿痛者。

③溃：身体某部的疮肿因腐烂而破口。

④肺痿：病名，出自《金匮要略·肺痿肺痈咳嗽上气病》篇。指肺叶痿弱不用，临床以咳吐浊唾涎沫为症状，为肺脏的慢性虚损性疾患。

⑤肠痈：病名，出自《金匮要略·疮痈肠痈浸淫病脉证并治》篇。痈疽之发肠部者，因饮食不节、湿热内阻，使败血浊气壅遏于阑门而成。以持续伴有阵发性加剧的右下腹痛、肌紧张、反跳痛为特征。

痈和疽的区别

痈和疽都是感染毒邪而生的疮，发生于体表，但是它们之间又有区别。

病名	痈	疽
属性	阳证	阴证
初病	急暴	缓慢
深浅	皮肉之间	筋骨之间
颜色	红，表皮发红	白色，皮色不变
肿状	高肿根束	漫肿或无根
疼痛	剧烈	不痛或微痛
热度	灼热	不热或微热
脓液	稠黏	稀薄
轻重	易消易溃易敛	难消难溃难敛
预后	良好	轻差

【译文】

患痈疽脉来浮散，症见恶寒、发热。如果身上有刺痛的地方，此处可能就是痈疽发生的部位。

痈疽发生后，如果出现数脉，身体发热、肿痛，这是属于热邪盛的阳证。如果不出现数脉，身体既不发热又不疼痛，便属于寒邪盛的阴证。

还没溃烂的痈疽，不怕脉来洪大。已经溃烂的痈疽，怕脉来洪大。

肺痈病变发生后，因热毒内盛，故必寸脉多数而实。肺痿的病变，主要是由于精气两虚，所以脉来虽数，却是无力的。

肺痈患者，面色㿠白，同样是气血极虚的表现，所以以脉来短涩为宜。如果脉来浮大，还会出现咳唾浊痰、脓血，说明病势还在不断地发展。

肠痈为湿热或瘀血郁积肠内的病变，脉象应见滑数，这属实证。如果脉象数而无力而身体不发热，甚至还会出现芤虚的脉象，这是痈疡溃脓、血液耗散的缘故。

肠痈是一种发生在肠的痈肿，即急性阑尾炎及其并发症，有大肠痈和小肠痈。古人认为，肠痈很难治疗，会致人死亡。但是随着现代医学的发展，阑尾炎早就有了解决的办法，我们可以通过手术将阑尾切除达到预防和治疗疾病的目的。

阑尾

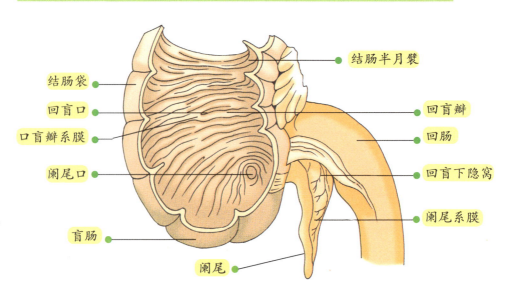

如果脉象微涩而紧,微涩脉虽属虚象,但紧脉却是湿浊凝滞的征象,则是肠痈尚未成脓,应当用下法治疗。如果脉象紧数,则是已经成脓的信号,切不可用下法治疗。

八、妇儿脉法

妇人之脉,以血为本。血旺易胎,气旺难孕。

少阴①动甚,谓之有子。尺脉滑利,妊娠可喜。

滑疾不散,胎必三月。但疾不散,五月可别。

左疾为男,右疾为女。女腹如箕②,男腹如釜③。

欲产④之脉,其至离经⑤,水⑥下乃产,未下勿惊。

新产之脉,缓滑为吉,实大弦牢,有证则逆。

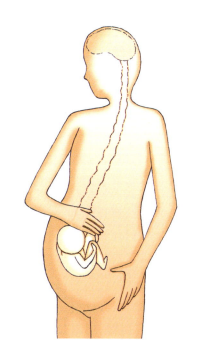

四言诀

【注释】

①少阴:本文指手、足少阴经。各属于心肾二经。心主血脉,肾主藏精,精血旺盛则易孕。

②箕(jī):簸箕。

③釜(fǔ):古代的锅。

④欲产：将要生产的时候。

⑤离经：孕妇临产时，脉浮大而滑，尺脉转急，如切绳转珠者，称为离经脉。

⑥水：指孕妇胞宫内的羊水。

【译文】

诊察妇人的脉象，要从营血的虚、实、寒、热几方面来分辨，因为女性的生理活动以营血为本。营血旺盛便容易受精成胎，阳气过旺而营血不足便难于受孕。

妇女怀孕以后，首先从手少阴心经的脉搏反映出来，脉搏动数急，往来流利，为有孕之脉。尺部脉滑很流利，那就是妊娠之象。

尺脉更显滑而疾数，惟稍加重按便略带软散，则受孕已达三月。尺脉只是滑而疾数，没有软散的现象，则怀胎已五月有余。

左尺脉来多滑疾，腹部膨隆如釜（锅）底，圆而尖凸，预示胎儿可能为男。右尺脉来多滑疾，腹部胀大呈簸箕形，圆而稍平，预示胎儿可能为女。

临产之脉，因为它与平常所见的脉象有区别、有距离，所以把这种脉叫作离经脉。凡孕妇临产，羊水得下即可生产，羊水未下也不必惊慌。

生产之后，胎去血虚，但脉来犹见缓滑的为吉。如果见实大弦牢，并伴有不适感的，则为逆证。

【原文】

小儿之脉，七至①为平。更察色证②，与虎口纹③。

【注释】

①七至：一呼一吸脉来七次。

②更察色证：诊小儿病尤要重视望色，亦称色诊，色诊主要观察面部色泽变化。

③虎口纹：指小儿食指外侧脉络（即细小的血管）隐现在虎口处，亦称望指纹。今称望小儿食指脉络。

【译文】

小儿的脉象，一息七至为标准。临证之际，更应注意观察面部色泽、指纹的变化。

九、奇经八脉诊法

【原文】

奇经八脉①，其诊又别。直上直下，浮则为督②。
牢则为冲③，紧则任脉④。寸左右弹，阳跷⑤可决。
尺左右弹，阴跷⑥可别。关左右弹，带脉⑦当诀。
尺外斜上，至寸阴维⑧。尺内斜上，至寸阳维⑨。
督脉为病，脊强⑩癫痫⑪。任脉为病，七疝⑫瘕坚。
冲脉为病，逆气里急。带主带下，脐痛精失。
阳维寒热，目眩僵仆⑬。阴维心痛，胸胁刺筑⑭。
阳跷为病，阳缓阴急。阴跷为病，阴缓阳急。
癫痫瘛疭⑮，寒热恍惚，八脉脉证，各有所属。

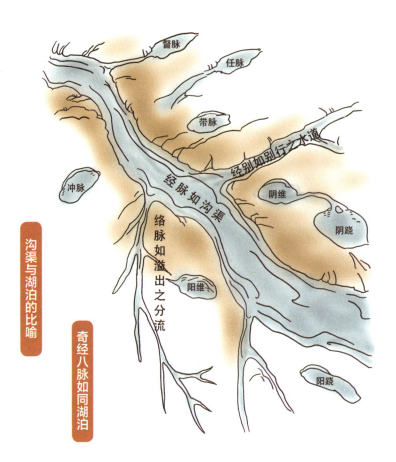

【注释】

①奇经八脉：指经脉系统中有异于十二正经的八条经脉，有督脉、任脉、冲脉、带脉、阴跷脉、阳跷脉、阴维脉、阳维脉。

②督：即督脉，是奇经八脉之一。六条阳经都与督脉交会于大椎，有调节阳经气血的作用，故又称为"阳脉之海"。

③冲：即冲脉，是奇经八脉之一。因本经为十二经之要冲，故有"十二经之海"与"冲为血海"之说。

④任脉：是奇经八脉之一。因为三阴经脉会于本经，故又称任脉为"阴经之海"。

⑤阳跷：即阳跷脉，是奇经八脉之一。跷，为足跟，有矫健敏捷之意。因本经起于跟中，行肢体外侧，所以称阳跷脉。

⑥阴跷：即阴跷脉，是奇经八脉之一。本经起于跟中，行肢体内侧，所以称为阴跷脉。

⑦带脉：是奇经八脉之一。因本经如同束带一样，围腰一周，故而称之。

⑧阴维：即阴维脉，是奇经八脉之一。有"维系"人身阴经的功能，与阳维脉共同起溢蓄气血的作用。

⑨阳维：即阳维脉，是奇经八脉之一。有"维系"人身阳经的功能，与阴维脉共同起溢蓄气血的作用。

⑩脊强：脊强，脊柱强直。

⑪癫痫：癫痫，病名。可分为癫病和痫病。癫为精神失常，表现为精神错乱，举止失常。痫为大脑功能失常的病变，发作时可见突然昏倒，四肢抽搐，口吐涎沫。民间将此病证称为"羊角风"。督脉循脊上行入脑，故督脉有病，可见脊柱和脑部异常。

⑫七疝：病名。《素问·骨空论》载有七种，即冲疝、狐疝、癞疝、厥疝、瘕疝、㿗疝、癃疝。

⑬僵仆：突然昏倒，身体僵直。

⑭胸胁刺筑：胸胁刺痛，心中悸动不安。

⑮瘛疭（chì zòng）：指肢体抽搐。

【译文】

奇经八脉的诊法又有不同。脉来都浮，而且直上直下，颇有弦长的体象，为督脉病变。

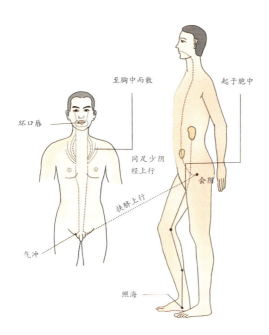

冲脉

冲脉属于人体奇经八脉之一，起于胞中，下出会阴，并在此分为三支：一支沿腹腔前壁，挟脐上行，与足少阴经相并，散布于胸中，再向上行，经咽喉，环绕口唇；一支沿腹腔后壁，上行于脊柱内；一支出会阴，分别沿股内侧下行到足大趾间。

冲脉能调节十二经气血，故称为"十二经脉之海"。与生殖机能关系密切，冲、任脉盛，月经才能正常排出，故又称"血海"。

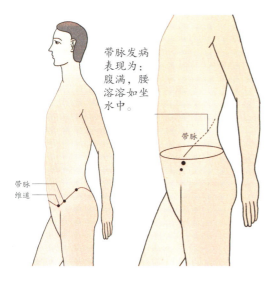

带脉

带脉是人体奇经八脉之一。约束纵行之脉以加强经脉之间的联系，如足之三阴、三阳以及阴阳二跷脉。带脉还主司妇女带下并有固护胎儿的作用。带脉循行起于季胁，斜向下行到带脉穴，绕身一周。并于带脉穴处再向前下方沿髋骨上缘斜行到少腹。本经脉交会穴为带脉、五枢、维道（足少阳经）共3穴，左右合6穴。

脉来都现牢象，也是直上直下，颇有弦实的体状，为冲脉病变。寸部脉来见紧，或者从寸至关见细实而长的脉象，为任脉病变。

寸部脉来现紧，好像是在左右弹动似的，为阳跷脉病变。尺部脉来现紧，同样具有左右弹动的情况，为阴跷脉病变。关部脉来现紧，也是左右弹动不休的，为带脉病变。

尺部脉向外侧斜上至寸，它的搏动往往是沉大而实，为阴维脉病变。尺部脉向内侧斜上至寸部，它的搏动往往是浮大而实的，为阳维脉病变。

督脉的病变，多见颈项脊背强直，或见癫证和痫证。任脉的病变，多见七种疝证或体内积块。

冲脉的病变，多见气逆上冲，心腹急痛。带脉的病变，主女子带下，男子遗精。

阳维脉的病变，多见恶寒发热，眩晕昏厥。阴维脉的病变，多见心胸两胁刺痛。

阴阳跷脉的病变，既可见经脉拘挛，又可见经脉弛缓。至于癫痫、肢体抽搐、恶寒发热、精神恍惚，均分属奇经八脉病变，必须仔细地进行分辨。

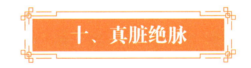

十、真脏绝脉

【原文】

病脉既明，吉凶当别。经脉之外，又有真脉①。
肝绝之脉，循刀责责②。心绝之脉，转豆躁疾③。
脾则雀啄④，如屋之漏⑤，如水之流，如杯之覆。
肺绝如毛，无根萧索⑥，麻子动摇，浮波之合⑦。
肾脉将绝，至如省客⑧，来如弹石⑨，去如解索⑩。
命脉将绝，虾游⑪鱼翔⑫。至如涌泉，绝在膀胱。
真脉既形，胃已无气。参察脉症，断之以臆。

四时五脏脉象常异的对照

人体脉象会随着不同季节气候冷暖的变化而变化，所以，每个季节都有其对应的常脉，与之不相应的脉则是病脉或死脉。

夏季：气在心
1. **常脉** 像滚动的圆珠，圆滑往来。
2. **病脉** 脉搏急促相连，就像喘气一样，并有微曲之象。
3. **死脉** 脉搏前曲后居，如同手持带钩。

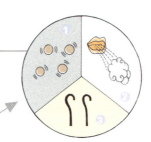

秋季：气在肺
1. **常脉** 脉搏轻虚而浮，像榆叶飘落。
2. **病脉** 脉搏不上不下，就像鸡的羽毛一样，中间空而两边是实的。
3. **死脉** 脉搏轻浮，就像风吹细毛一样。

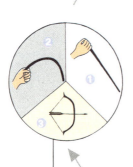

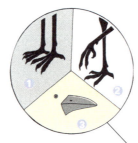

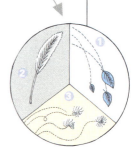

春季：气在肝
1. **常脉** 像手握长竹竿的末梢，软弱而长。
2. **病脉** 脉搏充盈滑利，就像高举一根长竹竿的末梢。
3. **死脉** 脉搏弦硬劲急，就像张开的弓弦。

长夏：气在脾
1. **常脉** 脉搏从容、和缓、均匀，像鸡脚踏地。
2. **病脉** 脉搏坚实、充实且急促，就像鸡迅速地提脚。
3. **死脉** 脉搏尖锐而硬，就像乌鸦的嘴，像鸟的爪子，像屋漏时水滴落，像水流逝。

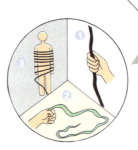

冬季：气在肾
1. **常脉** 脉搏圆滑流利又有回曲之象，按时有种坚实之感。
2. **病脉** 脉搏像牵引葛藤一样，脉体坚硬。
3. **死脉** 脉搏如绳索突然脱落或如手指弹石那样坚硬。

【注释】

①真脉：即真脏脉。出自《素问·玉机真脏论》。为五脏真气败露的脉象，可见于疾病的危重阶段。

②循刀责责：如触摸在刀刃之上，坚细而无柔和之象。

③疾：急速之意。

④雀啄：十怪脉之一。脉在筋肉间，连连急数，三五不调，止而复作，如雀啄食之状。主脾气已绝。

⑤如屋之漏：七怪脉之一。脉搏很久才跳动一次，且间歇时间不匀，慢而无力，如屋漏残水，良久一滴，多为胃气营卫将绝之候。

⑥萧索：萧条；冷落。

⑦浮波之合：比喻脉象如水波叠合，至数模糊不清。

⑧省客：脉象。初充塞于指端，旋即鼓动而去。

⑨弹石：即弹石脉。指脉来如弹石，坚劲而乏柔和。

⑩解索：即解索脉。指脉象去时如解开的绳索，散乱而无根。

⑪虾游：即虾游脉。指脉在皮肤如虾游水，时隐时现，难以辨识。

⑫鱼翔：即鱼翔脉。指脉来如鱼游水中，头定而尾摇，似有似无，无有定迹。

【译文】

以上所述各种病脉的脉象和主病都已明晓，对于各种病症的预后好坏，也应该能做出鉴别。而常脉之外，还有真脏脉应予区分。

肝脏真气衰绝的脉象，好像摸着刀刃，坚硬而乏柔和。心脏真气衰绝的脉象，好像触之如豆旋转，躁急而少从容。

脾脏真气衰绝的脉象，好像鸟雀啄食，连连数急，又如屋漏残滴，时断时续，又如水流不返，杯覆不收，脉气不继。

肺脏真气衰绝的脉象，如触之鸟毛，漂浮无根，缺少生气。如同麻子之动摇，或如浮波之叠合，至数模糊不清。

肾脏真气衰绝的脉象，如不速之客，来去无常，来如弹石，坚劲而乏柔和，去如解索，散乱而无根基。

命门真气衰绝的脉象，来去模糊很难辨识，如虾之游在波，时隐时现，如鱼之翔在水，似有似无。膀胱真气衰绝的脉象，如涌出的泉水，有去无来，浮散无根。

凡是出现以上种种真脏脉体象的，预示胃气已无，是为危重之证。但也应四诊合参，结合其他见症，综合分析判断。

【原文】

阳病见阴，病必危殆[①]。阴病见阳，虽困无害。

上不至关，阴气已绝。下不至关，阳气已竭。

伏脉止歇，脏绝倾危。散脉无根，形损难医。

【注释】

①殆（dài）：危险。

【译文】

如果阳热病见阴虚脉，病变必定转危。如果阴寒病却出现阳热的脉，虽然一时病重，但从预后来看，大多是不妨事的。

假使仅有尺脉的搏动，上不及关部的，说明阴气衰绝于下，无力上升。或者仅有寸脉的搏动，下不到关部的，说明阳气竭绝于上，无力下降。

假使脉既沉伏，又还有歇止，说明脏气衰绝，生命将危。或者脉来浮散，重按则无，无根可寻，说明形体衰损，难以医治。

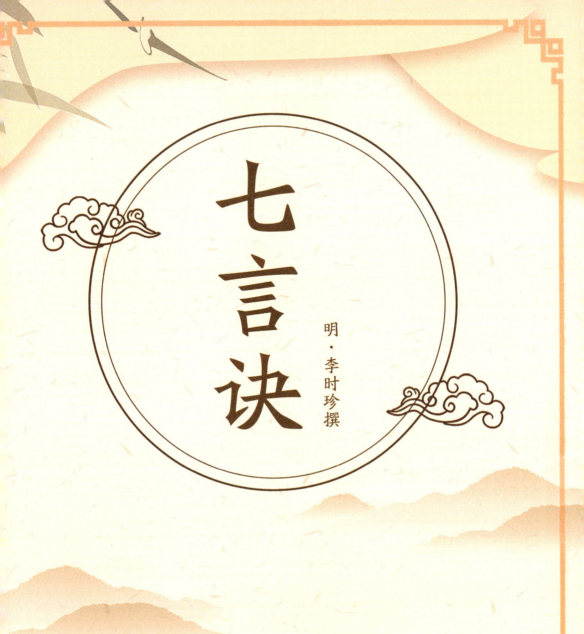

七言诀

明·李时珍 撰

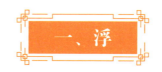

一、浮

【原文】

浮脉，举①之有余②，按③之不足④（《脉经》）。如微风吹鸟背上毛，厌厌聂聂⑤。如循榆荚⑥（《素问》），如水漂木（崔氏），如捻葱叶。

【注释】

①举：切脉指法，轻按皮肤而浮取为举。
②有余：饱足之意，这里表示脉搏动有力，超过常态。
③按：切脉指法，重度用力而沉取为按。
④不足：表示脉搏无力。
⑤厌厌聂聂：舒缓、轻微。
⑥榆荚：即榆钱。

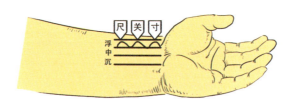

【译文】

浮脉，轻按皮肤即可明显触及，重按就显得没力。打个比方，轻按浮脉的感觉好像微风吹起鸟背上的羽毛一样，轻微而舒缓地搏动；又像摸到轻柔和软的榆钱一般；又像感到如同木块浮在水面上那样的轻浮；又像按在葱管上，浮取即可明显触及，稍加用力里面却很虚软。

【体状诗】

【原文】

浮脉惟从肉上行，如循榆荚似毛轻。三秋得令知无恙[1]，久病逢之却可惊。

【注释】

[1]恙（yàng）：这里指病。

【译文】

诊察浮脉，轻按皮肤即可明显触及，就如轻轻地摸抚榆钱和鸟毛一般。这种脉在秋天见到，则表明身体健康。如果久病之人见此脉象，就要高度警觉，判断是否阳气虚浮不能内守的危重之象。

【相类诗】

【原文】

浮如木在水中浮，浮大中空乃是芤，拍拍[1]而浮是洪脉，来时虽盛去悠悠[2]。浮脉轻平似捻葱，虚来迟大豁[3]然空，浮而柔细方为濡，散似杨花无定踪。

【注释】

①拍拍：脉搏动时应指有力的感觉。
②悠悠：慢慢地。
③豁（huò）：开通、敞亮。

【译文】

正常的浮脉，指下感觉如木块漂浮在水面上。如果浮脉兼见脉体宽大，重按有一种中间空虚的感觉，这称为芤脉。如果浮脉兼见滔滔满指，来盛去衰，这称为洪脉。正常的浮脉力度平和犹如捻葱，如果脉来迟缓，按之空豁无力，这称为虚脉。如果浮脉兼有细软之象，则这称为濡脉。如果脉浮散漫无根似杨花一样飘浮不定，这称为散脉。

【主病诗】

【原文】

浮脉为阳表病居，迟风数热紧寒拘①。浮而有力多风热，无力而浮是血虚。

【注释】

①寒拘：《素问·举痛论》："寒则气收。"寒性收引。寒客经络关节，经脉拘急。

【译文】

浮脉是人体阳气亢奋的征象，多主表证。如浮兼见迟缓，多为风寒。浮而兼数,多为风热。脉浮而有力,多为外感风热。脉浮而无力,则为血虚的里证。

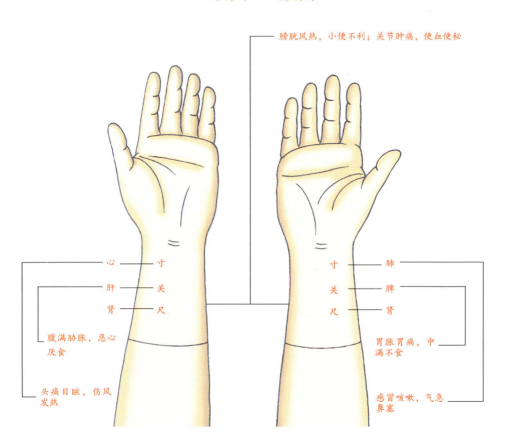

浮脉寸口三部脉象

【分部诗】

【原文】

寸浮头痛眩生风,或有风痰聚在胸。关上土衰兼木旺,尺中溲便①不流通。

【注释】

①溲（sōu）便：泛指排泄二便，亦特指排尿。

【译文】

诊脉分寸、关、尺三部，可分别诊察上、中、下三焦的病变。寸部见浮脉多主上焦病变，故可见头痛、目眩，以及风热痰浊聚积在胸膈的疾病。关部见浮脉多主中焦病变，故可见脾气虚弱、肝气旺盛等疾病。尺部脉见浮多主下焦病变，故可见大小便不通利等疾病。

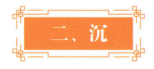

【原文】

沉脉，重手按至筋骨乃得（《脉经》）。如绵裹砂①，内刚外柔（杨氏）。如石投水，必极其底。

【注释】

①如绵裹砂：形容沉脉的脉象。触之觉表面柔和如绵帛，内里却刚劲如砂石。

【译文】

诊察沉脉，必须重按至筋骨之间才能触及。沉脉的脉象，指下感觉犹如棉絮裹砂，外表好像柔软，里面却是刚劲有力；又像投入水里的石子一样，必须摸到水底，才可触及。

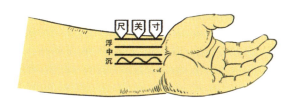

【体状诗】

【原文】

水行润下脉来沉，筋骨之间软①滑匀。女子寸兮②男子尺，四时如此号为平。

【注释】

①软：软弱无力。
②兮（xī）：古汉语助词，相当于现代的"啊"或"呀"。

【译文】

水的本性滋润下行，沉脉也如水性下行一样重按到筋骨之间始得。沉脉以软滑均匀为正常。在女子的寸部，或男子的尺部，是因性别差异所致，只要一年四季都这样，可视为正常的脉象。

【相类诗】

【原文】

沉帮筋骨自调匀，伏则推筋着骨寻。沉细如绵真弱脉，弦长实大是牢形。

【译文】

沉脉的脉象在筋骨之间柔和、均匀地搏动，如果必须用力地推移筋骨才能摸到，则为伏脉。如果脉沉而细软如棉，则为弱脉。如果脉沉而弦大有力，则为牢脉。

【主病诗】

【原文】

沉潜①水畜阴经病，数热迟寒滑有痰。无力而沉虚与气，沉而有力积并寒。

【注释】

①潜：引申为深藏。

【译文】

沉脉主水停于内的阴经病变，脉沉而数为内有热邪，脉沉而迟为内有寒邪，脉沉而滑为痰饮水肿。脉沉而无力，大多为阳虚与气陷。脉沉而有力，属于积滞及实寒。

沉脉寸口三部脉象

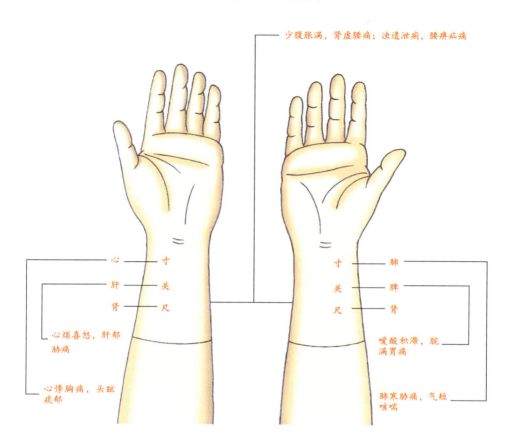

【分部诗】

【原文】

寸沉痰郁①水停胸，关主中寒痛不通。尺部浊遗并泄痢，肾虚腰及下元痌②。

【注释】

①痰郁：病证名。六郁之一，见《丹溪心法》卷三，指痰气郁结、肺气

不利的病证。

②痌（tōng）：疼痛。

【译文】

寸部脉沉，主胸膈间的痰郁、水停诸证。关部脉沉，主中焦脾胃寒凝不通而引起的疼痛诸症。尺部脉沉，主白浊、遗尿、泄泻、痢疾及下焦肾精不足的肾虚腰痛等症。

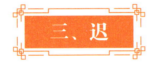

【原文】

迟脉，一息三至，去来极慢（《脉经》）。

【译文】

迟脉的脉象是在一次呼吸时间内仅有三次跳动，所以脉搏起落过程是极其缓慢的。

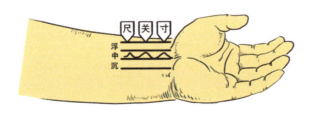

【体状诗】

【原文】

迟来一息至惟①三，阳不胜阴气血寒。但把浮沉分表里，消阴须益火之原。

【注释】

①惟：独，仅，只。

【译文】

迟脉的搏动，在一呼一吸之间仅有三次，主要是因为阳气衰弱，阴寒邪盛，或者是气血不足的虚寒病变所造成。同是迟脉，还须从浮、沉两个方面来进行分析。诊察迟脉还应注意浮沉变化以辨清病位的表里，采用补阳抑阴的疗法，才能消除这种阳虚阴盛的病变。

【相类诗】

【原文】

脉来三至号为迟，小①快于迟作缓持②，迟细而难知是涩，浮而迟大以虚推。

【注释】

①小：稍微。

②持：看待。

【译文】

一次呼吸之间脉跳只有三次叫作迟脉。如果比迟脉稍微快一点，便是缓脉。如果迟脉兼细小无力且往来滞涩，称为涩脉。如果迟脉且显得浮大而软，即为虚脉。

【主病诗】

【原文】

迟司脏病或多痰①，沉痼②癥瘕③仔细看。有力而迟为冷痛④，迟而无力定虚寒。

【注释】

①痰：人体水液代谢障碍所形成的病理产物，属继发性病因，较浓稠者称为痰。

②沉痼（gù）：历时较久,顽固难治的病。

③癥瘕：病名，出自《金匮要略·疟病》，泛指腹腔内包块。坚硬不移动，痛有定处为"癥"；聚散无常，痛无定处为"瘕"。多因脏腑失调、气血阻滞、瘀血内结引起，气聚为"瘕"，血瘀为"癥"。

④冷痛：因寒而作的疼痛，常见于头、腰、脘腹部的疼痛。

【译文】

迟脉的出现，反映病变在五脏或者痰饮内停，还应仔细分析是否为沉寒痼疾的癥瘕、积聚等。如果是迟而有力，常见于积寒疼痛的实寒证。如果是迟而无力，则多为阳气亏损的虚寒证。

迟脉寸口三部脉象

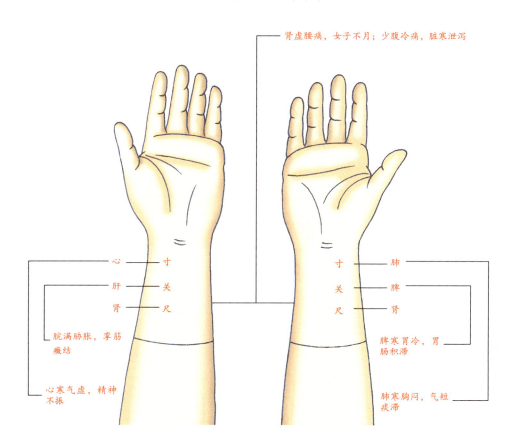

【分部诗】

【原文】

寸迟必是上焦①寒，关主中寒痛不堪。尺是肾虚腰脚重，溲便不禁疝牵丸。

【注释】

①上焦：指脏腑三焦中的上部，从咽喉至胸膈部分。

【译文】

寸部见迟脉多主上焦寒邪凝滞病变。关部见迟脉多主脾胃失调，脘腹冷痛或胁肋疼痛。尺部的迟脉，多主肾虚火衰腰酸腿软，两足沉重无力，或见于二便失禁及睾丸作痛的下焦病变。

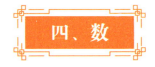

四、数

【原文】

数脉，一息六至（《脉经》），脉流薄①疾（《素问》）。

【注释】

①薄：迫近。

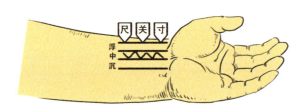

数脉在一次呼吸时间内脉跳六次,说明血流加速,脉搏增快。

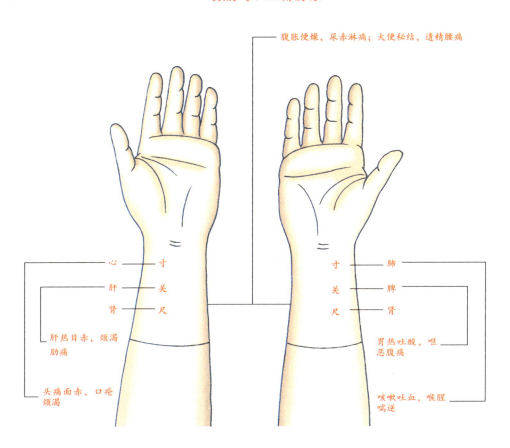

【体状诗】

【原文】

数脉息间常六至,阴微①阳盛②必狂烦③。浮沉表里分虚实,惟有儿童作吉看。

【注释】

①阴微：同阴虚。即指阴分不足、津血亏损的证候。

②阳盛：一般指阳热亢盛，偏胜，出自《素问·调经论》。表现为壮热、无汗、气粗、烦躁、口干等证候。

③烦：引申为烦躁、烦恼或烦闷。

【译文】

数脉在一次呼吸时间内，脉跳常达六次。这是因为阳热亢盛、阴液亏损的病变所造成的，故可见烦躁不安，甚至发狂。脉浮而数多为表热，脉沉而数多为里热，数而有力多为实热，数而无力多为虚热，只有儿童见数脉可视为正常。

【相类诗】

【原文】

数比平人多一至，紧来如数似弹绳。数而时止名为促，数见关中动脉形。

【译文】

数脉比正常人一呼一吸多一次。紧脉脉来势紧急，好像牵绳转索，而左右弹动不已。如果脉数而有歇止的是促脉，如果脉数而独显于关部的是动脉。

【主病诗】

【原文】

数脉为阳热可知，只将君相火来医。实宜凉泻虚温补，肺病秋深却畏之①。

【注释】

①肺病秋深却畏之：秋天燥气最盛，肺为娇脏，肺热本已伤阴，加之秋燥伤肺，自然病势愈重。

【译文】

数脉主热证故属阳，多表现为心经、肾经的火热。实火脉来数大有力，虚火脉来数细无力。实火宜凉宜泻，虚火当温当补。肺病伤阴的人在秋季最忌见到数脉。因秋天燥气最盛，肺为娇脏，肺热本已伤阴，加之秋燥伤肺，自然病势愈重。

【分部诗】

【原文】

寸数咽喉口舌疮，吐红①咳嗽肺生疡。当关胃火②并肝火③，尺属滋阴降火汤。

【注释】

①吐红：这里指咳血，系由邪热犯肺所致。

②胃火：指胃热炽盛化火的病变。胃火炽盛，可延足阳明胃经上炎，表现为牙龈肿痛、口臭、嘈杂易饥、便秘、烦热、口渴、牙疼、牙宣出血、颐肿、面赤等。

③肝火：指肝经火胜，内扰于肝的一种病理现象。多由于情志不遂、郁而化火、嗜食肥甘油腻而化火或其他脏火累及肝脏所致。临床表现多见目赤、易怒、头痛、胁痛、口苦、吐血、咯血、脉弦数等症。

【译文】

寸部的数脉主上焦病变，故多见咽喉肿痛、口舌生疮，或为咳嗽吐血、肺生脓疡。左关脉数多为肝火上炎，右关脉数常常是胃火内盛。尺脉脉数，多主下焦火热燔灼，应采用滋阴降火的方药治疗。

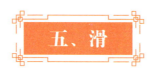

五、滑

【原文】

滑脉，往来前却①，流利展转②，替替③然如珠之应指（《脉经》），漉漉④如欲脱。

【注释】

①却：退后意。

②展转：反复，转移不定。
③替替：持续不断的。
④漉漉：不断渗出的水珠。

【译文】

滑脉，往来都是极其流利、圆滑的，好像圆滑的珠子在指下转动，又像不断滚动的水珠。

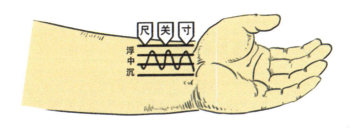

【体状相类诗】

【原文】

滑脉如珠替替然，往来流利却还前。莫将滑数为同类，数脉惟看至数间。

【译文】

滑脉好比圆珠似的，往来流利，持续不断。不要把滑脉与数脉相混淆，诊断数脉唯有看一息几至。

【主病诗】

【原文】

滑脉为阳元气[①]衰，痰生百病食生灾。上为吐逆下蓄血[②]，女脉调时定有胎。

【注释】

①元气：又称原气、真气。元气是人体最根本、最重要的气，是人体生命活动的原动力。元气的生成来源是肾中所藏的先天之精，先天之精化生的元气生于命门，《难经·三十六难》说："命门者……原气之所系也。"

②蓄血：病证名。泛指瘀血内蓄的病证。

滑脉寸口三部脉象

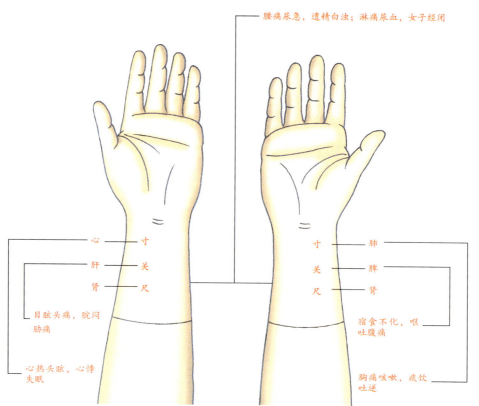

【译文】

滑脉为阳脉，主人体元气虚衰，或主痰饮内盛、风痰上壅、饮食停滞诸种病变，或主上逆而为呕吐，或者下瘀而成蓄血。妇女经停无病而见滑脉的，多是受孕有胎。

【分部诗】

【原文】

寸滑膈痰生呕吐，吞酸①舌强②或咳嗽。当关宿食肝脾热，渴痢癀③淋看尺部。

【注释】

①吞酸：胃内酸水上攻口腔、咽溢，不及吐出而下咽。

②舌强：证名。指舌体强硬，运动不灵活的症状，又名"舌本强"。

③癀：病名，即癀疝，为寒湿引起阴囊肿大的病。症见睾丸肿大坚硬，有如升斗，重坠胀痛或麻木不痛。

【译文】

寸部见滑脉主上焦病变，可见胸膈间痰饮内盛，以致发生呕吐、吞酸、舌强、咳嗽等症。关部见滑脉主中焦病变，可见肝热脾困，宿食不消。尺部见滑脉多主下焦病变，可见消渴、痢疾、癀疝、淋病等症。

六、涩

【原文】

涩脉，细而迟，往来难①，短且散，或一止复来（《脉经》），参伍不调（《素问》），如轻刀刮竹（《脉诀》），如雨沾沙（通真子），如病蚕食叶。

【注释】

①往来难：指涩脉往来艰涩不畅，与滑脉相反。

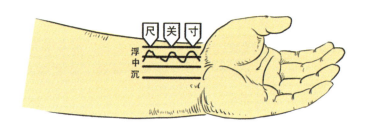

【译文】

涩脉的脉象，细小而短，往来迟滞，极不流利，脉体短而散漫，间或有一歇止，止后又来，甚至还三五不匀。有如轻刀刮竹那样滞涩不前，又如雨沾沙团那样容易分散，又似病蚕食叶那样缓慢艰难。

【体状诗】

【原文】

细迟短涩往来难,散止依稀①应指间。如雨沾沙容易散,病蚕食叶慢而艰。

【注释】

①依稀:仿佛。

【译文】

涩脉细小而短,往来又极迟滞而不流利。似散似止依稀难辨于指间,有如同雨沾沙团那样容易分散,又像病蚕食叶那样缓慢艰难。

【相类诗】

【原文】

参伍①不调名曰涩,轻刀刮竹短而难。微似秒芒②微软甚,浮沉不别有无间。

【注释】

①参伍:错杂之意。
②秒芒:即禾芒。

【译文】

脉来迟滞而三五不调匀的称为涩脉,好似轻刀刮竹的样子极其短涩不爽利。微脉如禾芒般地微细软弱，无论在浮部或沉部，都似有似无的摸不清楚。

【主病诗】

【原文】

涩缘①血少或伤精，反胃亡阳②汗雨淋。寒湿入营为血痹③，女人非孕即无经。

涩脉寸口三部脉象

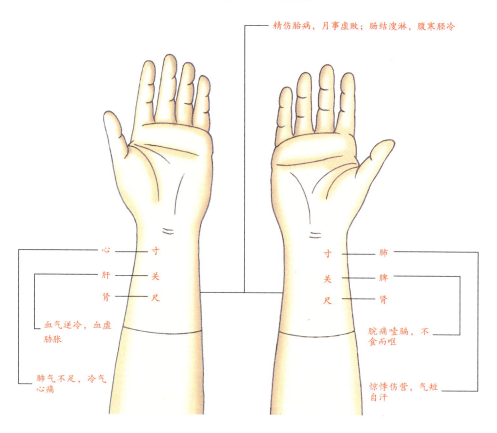

【注释】

①缘：循，沿，因。

②亡阳：即人体阳气骤然大量散失，从而导致生命垂危的病理变化。此指汗出过多而阳气亡失。

③血痹：病名，出自《灵枢·九针》。症见肢体麻木不仁，或肢节疼痛。

【译文】

涩脉产生可因营血虚少、精液损伤所致，也可因反胃呕吐、大汗伤津亡阳所致。或因寒湿邪气入于营血，导致血脉痹阻。如妇女见涩脉，不是怀孕便是闭经。

【分部诗】

【原文】

寸涩心虚①痛对胸，胃虚胁胀察关中。尺为精血俱伤候，肠结②溲淋或下红③。

【注释】

①心虚：病证名，出自《素问·脏气法时论》。泛指心之阴、阳、气、血不足的各种病证。一般症状为心悸、心痛、怔忡、气短、健忘、易惊、心中闷闷不乐，睡卧不安，面色不华，自汗，盗汗，肢麻，舌淡胖嫩，或嫩红，脉虚或促或结或代。

②肠结：即便秘。

③下红：指大小便出血。

【译文】

寸部涩脉可主心血虚损而见胸部疼痛，关部涩脉可主脾胃虚弱，而两胁气滞胀满。尺部涩脉多主下焦精血两伤，可见肠结便秘、小便淋沥、肠风下血等症。

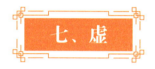

七、虚

【原文】

虚脉，迟大而软，按之无力，隐指豁豁然空①（《脉经》）。

【注释】

①隐指豁豁然空：虚脉隐隐搏动于指下，按之忽然空虚。

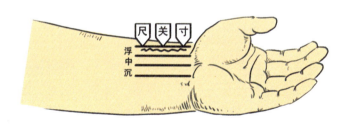

【译文】

虚脉，搏动迟缓，浮大而软，稍加重按便全然无力，隐隐搏动于指下，按之忽然空虚。

【体状相类诗】

【原文】

举之迟大按之松，脉状无涯类谷空。莫把芤虚为一例，芤来浮大似慈葱①。

【注释】

①慈葱：食用葱的一种，以其茎叶柔软香美而得名。《本草纲目·卷二十六·葱》："冬葱即慈葱，或名太官葱。谓其茎柔细而香，可以经冬，太官上供宜之，故有数名。"

【译文】

诊察虚脉，轻取大而迟缓，稍加重按更显得松软无力，甚至还有一种极度空虚的感觉。不可把虚脉和芤脉混为一谈，芤脉虽然也有浮大的现象，但芤脉于浮大之中却似慈葱那样的边实中空。

【主病诗】

【原文】

脉虚身热为伤暑，自汗①怔忡②惊悸③多。发热阴虚须早治，养营益气莫蹉跎④。

【注释】

①自汗：病名。指由于阴阳失调、腠理不固，而致汗液外泄失常的病证。其中白昼汗出，动辄尤甚者，称为自汗。

②怔忡：病名。指多因久病体虚、心脏受损导致气血、阴阳亏虚，或邪毒、痰饮、瘀血阻滞心脉，日久导致心失濡养，心脉不畅，从而引起的心中忐忑不安，不能自控的一种病证。

③惊悸：因惊慌而心跳得厉害。

虚脉寸口三部脉象

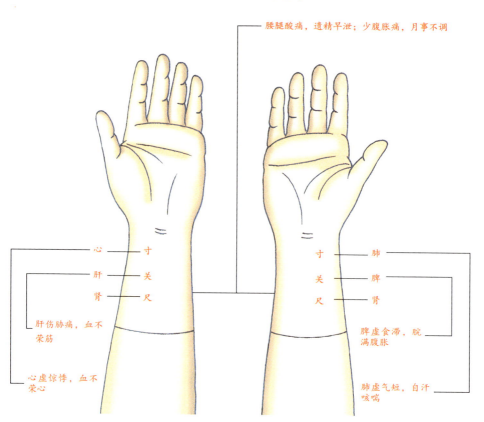

④蹉跎（cuō tuó）：把岁月白白耽误了之意，这里指不要错过治疗良机。

【译文】

脉虚身热多因外伤暑邪，耗气伤津所致，可见卫气不固的自汗，心虚血少的怔忡，心神虚怯的惊悸。阴虚内热须及早医治，养阴益气而莫失时机。

【分部诗】

【原文】

血不荣心寸口虚，关中腹胀食难舒。骨蒸痿痹①伤精血，却在神门②两部居。

【注释】

①痿痹：病名，出《素问·气交变大论》："暴挛痿痹，足不任身。"症见肌肉关节疼痛，痿软无力，不能承受身体，甚或萎废不用。此病多属虚证，故可见虚脉。

②神门：即尺脉的别名，来源于王叔和的《脉经》，与掌后兑骨之端的神门穴不同。

【译文】

寸部虚脉可主阴血不足，而见血虚心失所养。关部虚脉可主脾胃虚损不能运化，而见腹胀食滞等症。而两尺部的虚脉可主精血亏损，而见骨蒸劳热、痿痹等症。

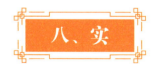

八、实

【原文】

实脉，浮沉皆得①，脉大而长，应指愊愊然（《脉经》）。

【注释】

①浮沉皆得：实脉无论是浮取或沉取皆有力。

【译文】

实脉，在浮部或沉部都可以出现，脉体大而且长略带弦象，指下感觉坚实有力。

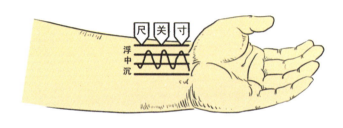

【体状诗】

【原文】

浮沉皆得大而长,应指无虚愊愊强。热蕴三焦成壮火①,通肠发汗始安康。

【注释】

①壮火:出自《素问·阴阳应象大论》。指阳气有余,导致实火,此属病理之火。

【译文】

实脉,无论在浮部轻取,或是重按到沉部,都有大而且长的体态,并感觉到坚实而强劲有力。邪热蕴结而成三焦实火,用辛凉发汗以解表热,用苦寒泻下以清里热。邪去正安,才能康复。

【相类诗】

【原文】

实脉浮沉有力强,紧如弹索①转无常。须知牢脉帮②筋骨,实大微弦更带长。

【注释】

①弹索：弹，弹动。索，绳索。
②帮：中空物体旁边的部分，引申为靠近。

【译文】

实脉在浮部或沉部均显强劲而有力，因此必须与紧脉和牢脉相区别。紧脉好像绳索弹动旋转无常；而牢脉虽然也是实大微弦而长，但它仅是在筋骨之间的沉部才能出现。

【主病诗】

【原文】

实脉为阳火郁成，发狂谵语①吐频频。或如阳毒或伤食，大便不通或气疼。

【注释】

①谵语：指病中神志不清、胡言乱语。

【译文】

实脉属阳主火热亢盛，可见发狂、谵语、呕吐、阳毒、伤食、便秘、气痛等症。只要是因热邪郁积而来的，一般都可以见到实脉。

实脉寸口三部脉象

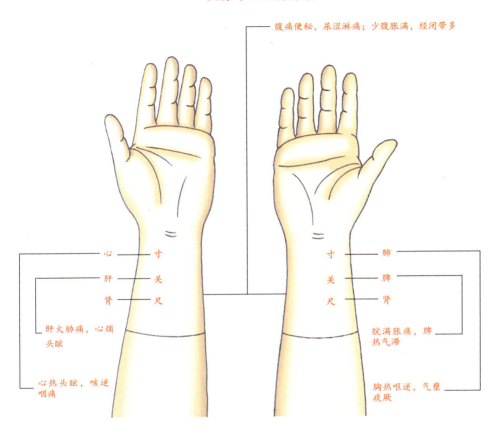

【分部诗】

【原文】

寸实应知面热风,咽疼舌强气填胸。当关脾热①中宫②满,尺实腰肠痛不通。

【注释】

①脾热:病证名,泛指脾受邪热而致的病证。

②中宫：指脾胃，因脾胃位于人体中焦故有此称。

【译文】

寸部实脉主头面部风热，见咽喉疼痛、舌根强直或胸膈气满等症。关部实脉主脾胃蕴热，而见腹胀满等症。尺部实脉可见腰痛、腹痛、便秘等症。

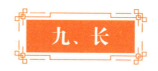

九、长

【原文】

长脉，不大不小，迢迢①自若②（朱氏）。如揭长竿末梢，为平；如引绳，如循长竿，为病（《素问》）。

【注释】

①迢迢：长远。
②自若：安定。

【译文】

长脉，脉象不大不小，长而柔和安定。有如触摸长竿末梢一样，这是正常的长脉。如果像触及拉直的绳索那样毫无柔和气象，或像顺着摸抚长竿一样感到硬直，便属病变。

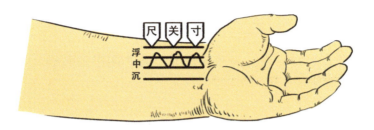

【体状相类诗】

【原文】

过于本位脉名长，弦则非然但满张。弦脉与长争较远，良工①尺度自能量。

【注释】

①良工：高明的医生。

【译文】

脉体超过了寸、尺的部位即为长脉，但它却没有弦脉那样饱满紧张的感觉。弦脉和长脉的区别在于脉体的长与短，只要掌握了这个特点，高明的医生自然能够分辨。

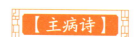

【主病诗】

【原文】

长脉迢迢大小匀，反常为病似牵绳。若非阳毒癫痫病，即是阳明①热势深。

【注释】

①阳明：本意为手阳明大肠，足阳明胃，此合指胃肠。

长脉寸口三部脉象

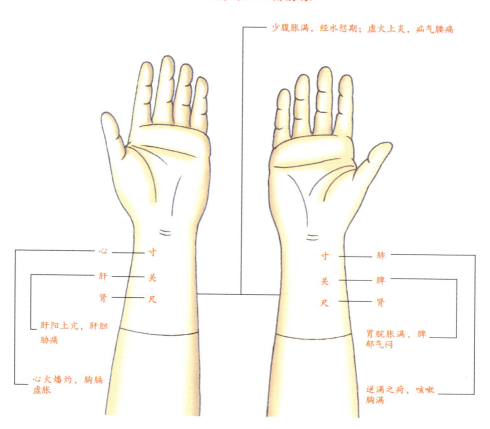

【译文】

长脉来时大小均匀，柔和条达。如果一反常态，脉来像牵引绳索般紧张，则为病脉。如果不是血热的阳毒、风痰的癫痫，便是阳明的里热炽盛等病。

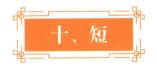

十、短

【原文】

短脉，不及本位①（《脉诀》），应指而回，不能满部（《脉经》）。

【注释】

①本位：指寸部、关部、尺部的正常部位。

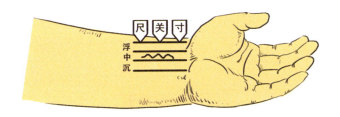

【译文】

短脉，不能达到寸部、关部、尺部的正常部位，它的搏动也非常短暂，刚一应指，便立即回避开了，不能充满寸关尺三部。

【体状相类诗】

【原文】

两头缩缩名为短①，涩短迟迟细且难。短涩而沉肺肾病，或因气寒或因痰。

【注释】

①两头缩缩名为短：短脉既不能充满于寸，又不能充满于尺，故称两头缩缩。

【译文】

短脉是既不能充满寸部又不能充满尺部。涩脉除脉体短小还兼见细迟，往来艰难。肺主气，如果肺气虚损，不能统摄血的运行，势必脉沉而短。或者肾阳不足，气塞难通不能条畅百脉，或因痰滞、食积阻碍气道，脉都可见到短涩。

【主病诗】

【原文】

短脉惟于尺寸寻，短而滑数酒伤神。浮为血涩沉为痞①，寸主头疼尺腹疼。

【注释】

①痞：五积之一，属脾之积，指胸腹堵闷不舒，或指腹部积块。

【译文】

短脉，只有在尺部和寸部这两个部位最好辨认。短脉兼见滑数是因为酒毒伤神。短脉兼浮可主血少不充，短而兼涩可能是胸腹痞满。寸部短脉主阳气虚于上而头痛，尺部短脉主阳气虚于下而腹痛。

短脉寸口三部脉象

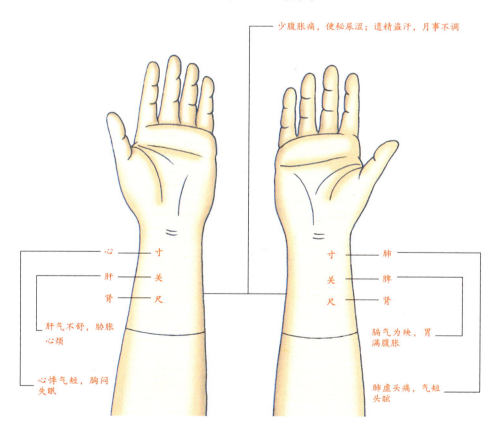

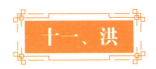

【原文】

洪脉,指下极大(《脉经》),来盛去衰(《素问》),来大去长①(通真子)。

【注释】

①来大去长:洪脉不但来势极大,而且去势的衰减也是缓缓而逝的。

【译文】

洪脉,在指下的感觉是极其洪大,来时充盛,去时缓缓减弱,来时粗大,去时较长的时间内才能消逝。

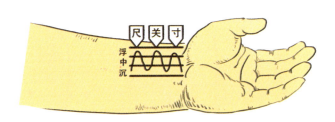

【体状诗】

【原文】

脉来洪盛去还衰,满指滔滔①应夏时。若在春秋冬月分,升阳散火莫狐疑。

【注释】

①滔滔：水势增大。

【译文】

洪脉的搏动，不仅来势极其充盛，去势亦是渐次减弱的，当在指下触到的时候，总有一种极其盛大的感觉，这见于夏季是合乎时令的。如果在春、秋、冬三个季节里出现洪脉，乃是阳热亢盛的病变。如果是因寒邪遏抑阳气，火热内郁，还当用"升阳散火"的方法进行治疗，这是不必迟疑的。

【相类诗】

【原文】

洪脉来时拍拍然①，去衰来盛似波澜。欲知实脉参差②处，举按弦长愊愊坚。

【注释】

①拍拍然：形容有劲。
②参差（cēn cī）：大小长短高低不等，这里指差别。

【译文】

洪脉的搏动，在指下一来一往很有劲，就像壮阔的波澜一般，根脚极其阔大。洪脉与实脉有差别，因为实脉并没有阔大的根脚，无论轻举或重按都有弦长而坚硬的感觉。

【主病诗】

【原文】

脉洪阳盛血应虚,火热炎炎心病居。胀满胃翻①须早治,阴虚泄痢可踌躇②。

【注释】

①胃翻:即反胃。

洪脉寸口三部脉象

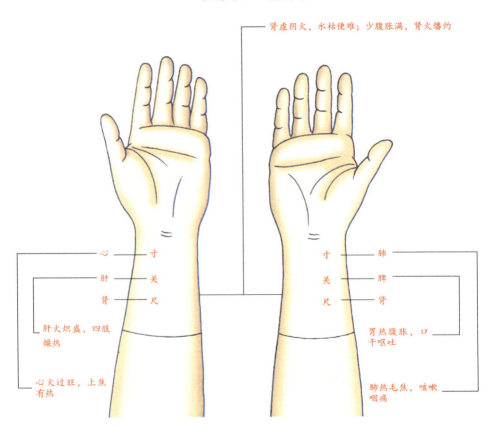

②踌躇（chóu chú）：犹豫不定，这里可作慎重考虑。

【译文】

洪脉主阳热亢盛、阴血亏虚的病变，症状表现为心火上炎。如果胃热郁盛，胀满反胃而见脉洪的，多属实证，当及时清泻胃热。如果泄泻或下痢，反见洪脉的，这是阴津大伤、阳热犹亢的虚证，急宜养阴以清热。这虚、实之间最要慎重考虑。

【分部诗】

【原文】

寸洪在左主心炎，右寸洪时肺不堪。肝火胃虚关内察，肾虚阴火尺中看。

【译文】

左手寸部脉洪是心火上炎，右手寸部脉洪是肺中火热炽盛。如果是肝阳亢盛，脾胃津伤，两手关部多见洪脉；如果是肾精亏损，阴火不能潜藏时，两手尺部多见洪脉。

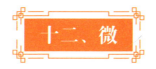

【原文】

微脉，极细而软，按之如欲绝，若有若无（《脉经》），细而稍长①（戴氏）。

【注释】

①细而稍长：形容微脉虽然极其虚弱，但仔细体察，还是可以隐隐触及，不曾真正断绝。

【译文】

微脉，脉体既极细而又极软，稍用力按，隐隐约约、似有似无，仿佛要断绝似的。但仔细体察还是隐隐约约地在指下可以摸到，并不曾断绝。

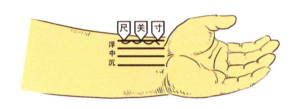

【体状相类诗】

【原文】

微脉轻微瞥瞥①乎，按之欲绝有如无。微为阳弱细阴弱，细比于微略较粗。

【注释】

①瞥瞥（piē piē）：漂浮之意。

【译文】

微脉是极其轻软无力的,按之显得似有似无,细弱极了。微脉是由于阳气的衰竭,在指下似有似无,模糊难辨;细脉是由于营血的虚少,在指下略显稍微粗大一些。

【主病诗】

【原文】

气血微兮脉亦微,恶寒发热汗淋漓。男为劳极诸虚候,女作崩中带下①医。

微脉寸口三部脉象

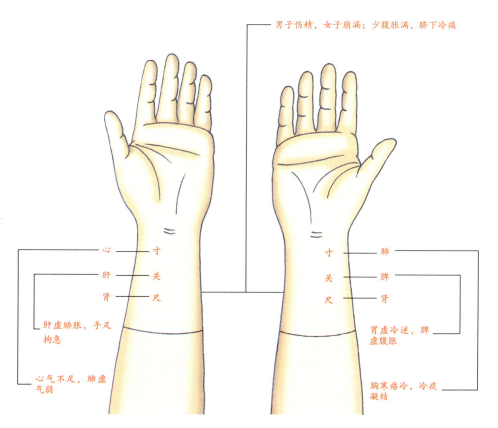

【注释】

①带下:广义泛指妇科疾病,狭义则专指白带的量、色、质、气味发生异常的疾病。

【译文】

微脉主气血不足,多见恶寒、发热、汗出等表虚证。男子微脉多见五劳、六极诸虚损证,妇女微脉多见崩漏、带下等病。

【分部诗】

【原文】

寸微气促或心惊,关脉微时胀满形。尺部见之精血弱,恶寒消瘅①痛呻吟。

【注释】

①消瘅(dān):病名,出自《素问·评热病论》。一指消渴病(类于今之糖尿病),还可分为上消、中消和下消;二指心、肝、肾脏的虚损。若为前者,多指下消,症见多尿,病位多在肾;若为后者,也多为肾脏虚损。

【译文】

寸部微脉可主肺气不足而喘促或心阳不敛而惊悸的病变。关部微脉可主脾胃虚损不能运化而胀满。尺部微脉可主肾中元阳亏损而身寒、腹痛，精血不足多为消渴病等。

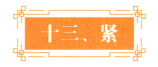

十三、紧

【原文】

紧脉，来往有力，左右弹人手（《素问》），如转索无常（仲景），数如切绳（《脉经》），如纫箄①线（丹溪）。

【注释】

①纫箄（pái）：纫，连缀。箄，筏。

【译文】

紧脉的脉象来去皆紧张有力，指下搏动令人有一种左右旋绞而紧急的感觉，好像摸到无数次转动的绳索，又好像按切绳索，又好像摸到连接竹筏的绳索上那样的绷急有力。

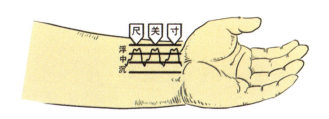

【体状诗】

【原文】

举如转索切如绳,脉象因之得紧名。总是寒邪来作寇①,内为腹痛外身疼。

【注释】

①总是寒邪来作寇:寒主收引。寒邪入侵人体,导致经脉拘急紧张,故见紧脉。

【译文】

无论轻举还是重按,脉搏都像绳索绞转般的紧急有劲,这种脉象因此得到紧脉之名。寒邪主收引,故凡受到寒邪侵袭而发生的病变,或气血凝滞而为腹痛,或经脉紧缩而为身疼,都可能出现紧脉。

【相类诗】

参见弦脉、实脉。

【主病诗】

【原文】

紧为诸痛主于寒,喘咳风痫吐冷痰。浮紧表寒须发越①,紧沉温散②自然安。

【注释】

①发越：用解表药发散。
②温散：用辛热药以温散里寒。

【译文】

紧脉主寒证、痛证，寒邪太盛而引起的疼痛诸症，肺有寒邪而病喘咳，肝因寒郁而病风痫，脾受寒邪而吐冷痰等症。脉浮紧是寒邪在表，宜用辛温方药以发散寒邪；脉沉紧是寒邪在里，宜用辛热方药以温散里寒。

紧脉寸口三部脉象

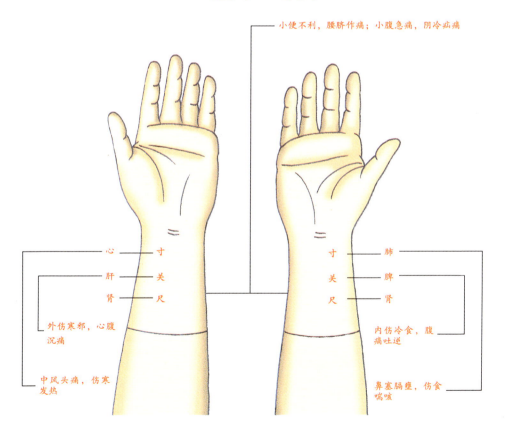

【分部诗】

【原文】

寸紧人迎气口分,当关心腹痛沉沉。尺中有紧为阴冷①,定是奔豚②与疝疼。

【注释】

①阴冷:男子、女子外阴寒冷的病症。
②奔豚(tún):古病名。出自《灵枢·邪气脏腑病形》。症见自觉有气自小腹部发出,经胸部向咽喉一阵阵冲撞,腹部绞痛,并伴有幻听、幻视、语言荒诞等。妇女多患之。

【译文】

寸部紧脉有左手(人迎)、右手(气口)之分。如果外感寒邪,左寸可以见到紧脉;内伤寒盛,右寸可以见到紧脉。关部紧脉主中焦寒证,可见腹内作痛。尺部紧脉主下焦阴寒,而见阴冷、奔豚、疝痛等病。

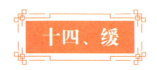

十四、缓

【原文】

缓脉,去来小驶①于迟(《脉经》),一息四至(戴氏),如丝在经,不卷其轴，应指和缓，往来甚匀（张太素），如初春杨柳舞风之象（杨玄操），如微风轻飐②柳梢（滑伯仁）。

【注释】

①驶：车马快跑，此处指脉搏跳动快。
②飐（zhǎn）：风吹浪动。

【译文】

缓脉，搏动比迟脉稍快一点，一呼一吸刚好四至。有如触及在织布机上还没有把机轴转紧时的经线，在指下极和缓而均匀，柔和得既像春风轻柔吹动杨柳，又像微风轻拂柳梢。

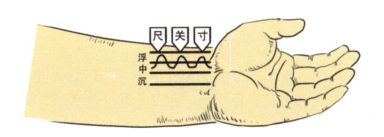

【体状诗】

【原文】

缓脉阿阿①四至通，柳梢袅袅②飐轻风。欲从脉里求神气，只在从容和缓中。

【注释】

①阿阿（ē）：舒缓。
②袅（niǎo）：细长柔软的东西随风摆动貌。

【译文】

缓脉舒缓而均匀，一呼一吸刚好四至，好像春风轻拂过柳梢。要想察知脉中是否有神气，就看脉象是否从容和缓。

【相类诗】

参见迟脉。

【主病诗】

【原文】

缓脉营衰卫有余，或风或湿或脾虚①。上为项强②下痿痹，分别浮沉大小区。

【注释】

①脾虚：泛指因脾气虚损引起的一系列脾脏生理功能失常的病理现象及病证。要有呕吐、泄泻、水肿、出血、经闭、带下、四肢逆冷、小儿多涎等

临床表现。

②项强：证名。出自《素问·至真要大论》。亦称颈项强急。颈项部肌肉筋脉牵强僵硬。因风寒湿邪侵袭太阳经脉，或感受暑温，或津血耗损、筋脉失养所致。见于伤寒、暑温、中风、痉病等。

【译文】

缓脉主营气不足、卫气有余之证，有的主伤风、伤湿，有的主脾虚。上部见颈项强直等症，下部见痿痹等症，诊察缓脉时还应结合脉象浮、沉、大、小各个方面的情况来加以具体区分。

缓脉寸口三部脉象

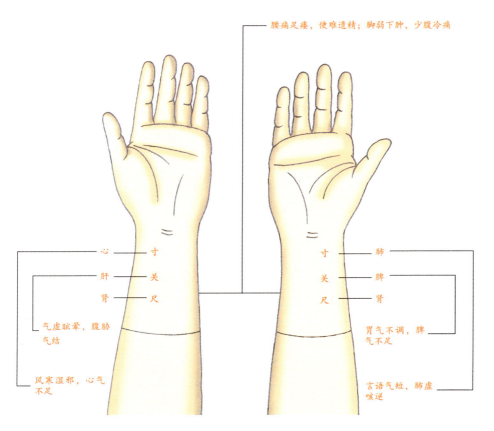

【分部诗】

【原文】

寸缓风邪项背拘，关为风眩胃家虚。神门濡泄①或风秘②，或是蹒跚③足力迂。

【注释】

①濡（rú）泄：指泻下如水清浊不分。
②风秘：病症名。是指风热内动，以致津液燥涩引起的便秘。
③蹒跚（pán shān）：走路一瘸一拐的样子。

【译文】

寸部缓脉主外感风邪而致的项背拘急。关部缓脉主肝经不利之风动头眩或胃气虚弱。尺部缓脉可主脾肾阳虚的泄泻或津液燥涩的风秘，也可见两足蹒跚无力，行动缓慢。

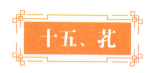

十五、芤

【原文】

芤脉，浮大而软，按之中央空，两边实（《脉经》），中空外实，状如慈葱。

【译文】

芤脉,脉象为浮大而柔软,稍加重按便觉得中央空虚而两边充实。由于芤脉这种外实内空的体态很像葱。

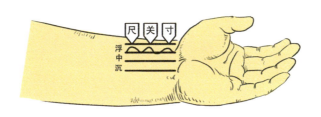

【体状诗】

【原文】

芤形浮大软如葱,边实须知内已空。火犯阳经血上溢,热侵阴络下流红。

【译文】

芤脉体状浮大而虚软,好像葱似的,外边实在里面空虚。火邪侵犯三阳经络而引起咳血、衄血,火热邪气侵犯了三阴经络而引起便血、血崩。

【相类诗】

【原文】

中空旁实乃为芤,浮大而迟虚脉呼。芤更带弦名曰革,芤为失血革血虚。

【译文】

中间空虚四周实在的脉象称为芤脉,脉来浮大而迟应称为虚脉。芤脉又兼弦脉之象的为革脉,芤脉往往是在大失血以后出现,革脉则见于一般亡血失精的虚寒病证。

【主病诗】

【原文】

寸芤失血病心忡,关里逢芤呕吐红。尺部见之多下血,赤淋[1]红痢漏崩[2]中。

【注释】

①赤淋:即血淋,淋证之一,主症为小便涩痛有血。

②漏崩:又名崩中漏下。指不在经期,忽然阴道大量出血,或持续淋漓不断之病变。血量多而来势急者为崩中,血量少而淋漓不断者为漏下。

【译文】

寸脉见芤主失血,由于血不足以荣养心脏,以致心悸、怔忡。关脉见芤主大量呕吐脓血。尺脉见芤多主下部大出血,常见血淋、红痢、便血、血崩、经漏等症。

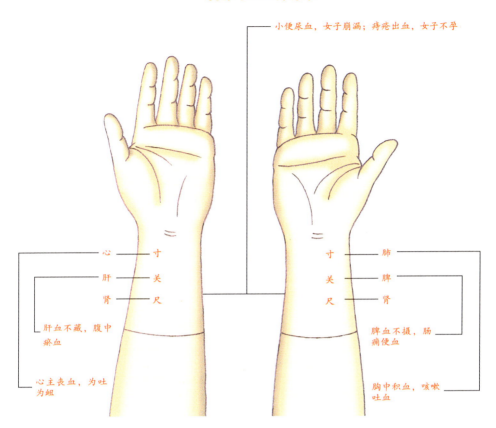

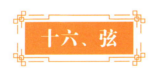

十六、弦

【原文】

弦脉，端直以长（《素问》），如张弓弦（《脉经》），按之不移，绰绰①如按琴瑟弦（《巢氏》），状若筝弦（《脉诀》），从中直过，挺②然指下（《刊误》）。

【注释】

①绰绰:宽裕舒缓。
②挺:直。

【译文】

弦脉,两端平直而长,好像拉紧的弓弦。按上去固定不移,就像按在琴瑟弦上一样。弦脉的形象似筝弦,弦脉从中直直通过,像琴弦一样挺然于指下。

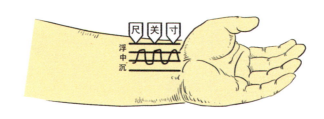

【体状诗】

【原文】

弦脉迢迢端①直长,肝经木旺土应伤。怒气满胸常欲叫,翳②蒙瞳子③泪淋浪④。

【注释】

①端:尽头,引申为两头。

②翳：遮蔽。《楚辞·离骚》王逸注："翳，蔽也。"

③瞳子：黑睛中央的圆孔，又称瞳孔。《灵枢·寒热》："反其目视之，其中有赤脉，上下贯瞳子，见一脉，一岁死。"《灵枢·大惑论》："骨之精为瞳子，筋之精为黑眼。"

④淋浪：形容流泪的样子。

【译文】

弦脉形状端正平直而长，主要是由于肝气亢盛脾胃损伤造成的。肝气郁滞，最易使患者易怒，胸胁胀满，常欲喊叫。如果肝亢不已，化为风热，更会现两眼生翳、流泪等症。

【相类诗】

【原文】

弦来端直似丝弦，紧则如绳左右弹。紧言其力弦言象，牢脉弦长沉伏间。

【译文】

弦脉的脉象为端直而长，如同摸着琴上的丝弦一般，紧脉的脉象似牵紧的绳索。紧指的是脉有力，而弦说的是脉象，牢脉的脉象为弦而长并伏于骨间。

【主病诗】

【原文】

肝胆脉弦阴阳分,饮痰寒热疟缠身。浮沉迟数须分别,大小单双有重轻。

【译文】

肝和胆发生病变,无论阳邪为病还是阴邪为病都可以见到弦脉,主病为痰饮、寒热往来,疟病。临诊时应分清浮、沉、迟、数,大、小、单、双,相兼不同则病情轻重不同。

弦脉寸口三部脉象

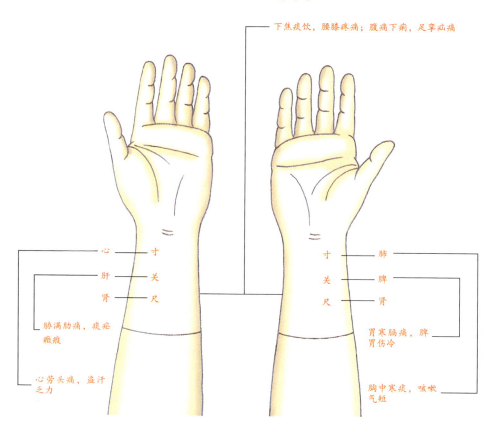

【分部诗】

【原文】

寸弦头痛膈多痰，寒热癥瘕察左关。关右胃寒①胸腹痛，尺中阴疝②脚拘挛。

【注释】

①胃寒：证名。是指脾胃阳气虚衰，过食生冷，或寒邪直中所致阴寒凝滞胃腑的证候。症见胃脘疼痛，得温痛减，呕吐清涎，口淡喜热饮，食不化，舌淡苔白滑，脉沉迟，治宜温胃散寒。

②阴疝：病名，又称睾丸疝气。多因肝肾受寒所致，症见睾丸卒然收缩入腹中，急痛欲死，阴囊、睾丸肿大偏坠，或少腹两旁隆起有形，并兼有腹痛等。此外，指多种寒疝之总称。

【译文】

寸脉弦主痰滞胸膈以及头痛等症。左关脉弦主寒热往来、癥瘕等病。右关脉弦主胃寒，胸腹疼痛等病。两尺脉弦主阴疝、两脚拘挛等病。

十七、革

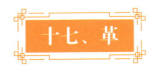

【原文】

革脉，弦而芤（仲景），如按鼓皮（丹溪）。

【译文】

革脉,脉来弦急而中空,好像按着鼓皮似的。

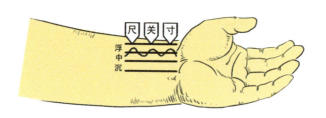

【体状主病诗】

【原文】

革脉形如按鼓皮,芤弦相合脉寒虚。女人半产①并崩漏,男子营虚或梦遗②。

【注释】

①半产:即小产。病名,指妊娠12~28周内,胎儿已成形而自然殒堕为主要表现的疾病。

②梦遗:有梦而遗精者,称为梦遗。

【译文】

革脉的脉象就如按在鼓皮之上,实际就是芤脉和弦脉的复合脉,是因精血内虚又感寒邪所造成的。妇人见革脉主小产、血崩、经漏,男子见革脉主营气虚损、梦遗等病。

革脉寸口三部脉象

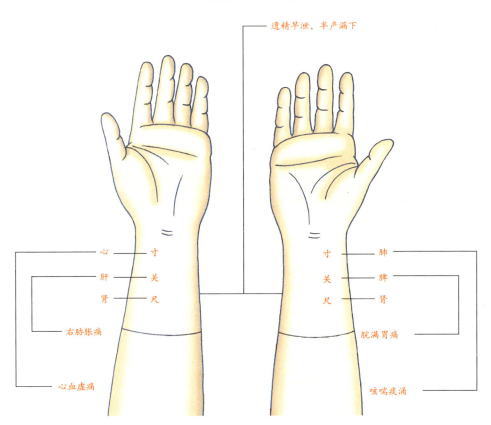

【相类诗】

参见芤脉、牢脉。

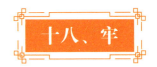

【原文】

牢脉，似沉似伏，实大而长，微弦（《脉经》）。

【译文】

牢脉，在极沉的部位出现，颇近于伏脉的部位了，脉体不仅实大而且长，稍带弦象。

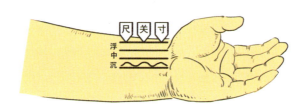

【体状相类诗】

【原文】

弦长实大脉牢坚，牢位常居沉伏间。革脉芤弦自浮起，革虚牢实要详看。

【译文】

牢脉为弦长实大之脉，脉位常在沉伏之间。诊察牢脉最要与革脉分辨清楚，革脉、芤脉、弦脉均在浮部出现，革脉多见于大虚证，牢脉常见于大实证。

【主病诗】

【原文】

寒则牢坚里有余，腹心寒痛肝乘脾[①]。疝癫癥瘕何愁也，失血阴虚却忌之。

【注释】

①肝乘脾：又称肝气犯脾。肝气郁滞，横逆犯脾，导致脾之运化失职的病理变化。

【译文】

牢脉为阴寒内盛之脉，为心腹冷痛，肝旺乘脾之象。疝、瘕、癥、瘕一类的积聚病，脉见牢象，为脉证相应，病顺无愁；如果失血、阴虚一类的大虚证，脉见牢象，则是脉证相逆而为忌。

牢脉寸口三部脉象

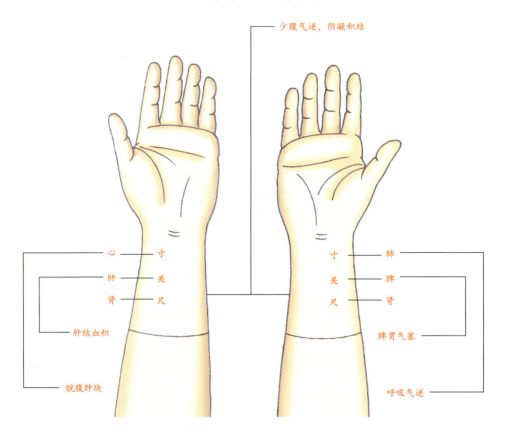

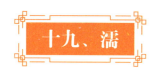

十九、濡

【原文】

濡脉,极软而浮,细如帛在水中,轻手相得,按之无有(《脉经》),如水上浮沤[1]。

【注释】

①沤(ōu):水泡。

【译文】

濡脉在浮部出现,极其细软无力,就像棉絮在水中一样,只能用手轻轻地接触它,如果稍微重按便摸不着了。又好像水上浮着的水泡一样。

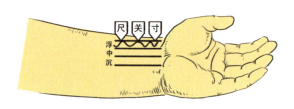

【体状诗】

【原文】

濡形浮细按须轻,水面浮绵力不禁[1]。病后产中犹有药,平人若见是无根。

【注释】

①禁：胜任。

【译文】

濡脉的脉象为浮而细软，必须用手指轻轻感触，好像棉絮漂浮在水面，稍微重一点的力量就不能胜任了。病后或产中见到濡脉，是气血损伤还没有复原的证候，但因脉证相合，尚有药可医。假如濡脉出现在平常人身上，是无根之脉，必须及时防治，否则后患无穷。

【相类诗】

【原文】

浮而柔细知为濡，沉细而柔作弱持。微则浮微如欲绝，细来沉细近于微。

【译文】

浮而细柔是濡脉的体象，沉细而柔的体象应作弱脉看待。微脉浮而微细像绝迹一般，细脉为沉而细小近似于微脉。

【主病诗】

【原文】

濡为亡血阴虚病，髓海①丹田②暗已亏。汗雨夜来蒸入骨，血山崩倒③

湿侵脾。

【注释】

①髓海：即脑。脑由髓汇聚而成，故《灵枢·海论》称"脑为髓海"。髓海空虚，为阴精虚损病之一，其主症为脑转耳鸣、胫酸、眩冒、目不能视、全身困乏等。

②丹田：在脐下三寸，男子精室、女子胞宫的精气都和丹田相通，丹田不足，则男子精亏、女子宫冷。

③血山崩倒：指血崩言，不在经期而见突然大量出血。

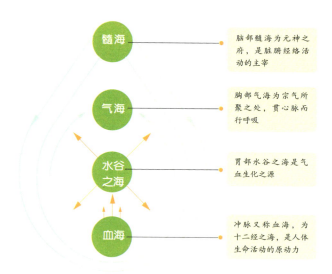

人体中的四海

人体中的四海包括髓海、气海、水谷之海、血海，这四海分别与自然界的四海对应。四海主持全身的气血、津液，是人体十二经脉之所归。

【译文】

濡脉主要见于营血亏损、阴精虚极的病症。主病为髓海空虚、丹田不足、阴虚盗汗、骨蒸烦热、妇女血崩、脾湿濡泻等。

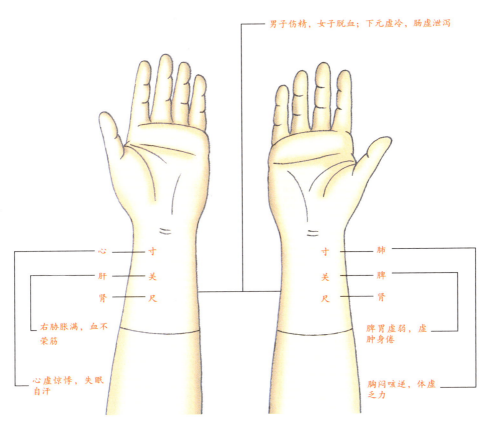

【分部诗】

【原文】

寸濡阳微自汗多,关中其奈气虚何。尺伤精血虚寒甚,温补真阴可起疴①。

【注释】

①疴(kē):重病。

【译文】

濡脉见于寸部,主阳气微弱,表虚不固,以致汗出不止。濡脉见于关部,主脾胃虚弱,中气不足。濡脉见于尺部,为下焦虚寒,精血两伤,宜用甘温大剂,峻补真阴,可使重病痊愈。

二十、弱

【原文】

弱脉,极软而沉细,按之乃得,举手无有(《脉经》)。

【译文】

弱脉,脉象极其软弱而沉细,重按才可能接触到,轻取是摸不着它的。

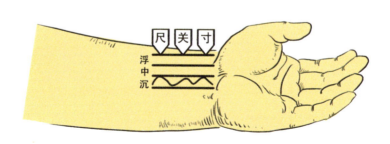

【体状诗】

【原文】

弱来无力按之柔,柔细而沉不见浮。阳陷入阴精血弱,白头犹可少年愁。

【译文】

弱脉的搏动柔细无力,须重按到沉部才能摸着它,在浮部是摸不到的。这主要是由于阳陷入阴,精血虚弱的结果。这种气血两虚的脉象,见于老年人还可,健康人或少年人见之就应担忧了。

【相类诗】

参见濡脉。

【主病诗】

【原文】

弱脉阴虚阳气衰,恶寒发热骨筋痿[①]。多惊多汗精神减,益气调营急早医。

【注释】

①骨筋痿:即骨痿和筋痿。骨痿:属痿证之一,症见腰背酸软,难于直

立,下肢痿弱无力,面色暗黑,牙齿干枯等。由大热灼伤阴液,或长期过劳,肾精亏损,肾火亢盛等,使骨枯而髓减所致。筋痿:属痿证之一,症见筋脉弛缓,肢体肌肉软弱无力,不能随意活动,甚至肌肉萎缩或瘫痪,兼见口苦,筋急而痉挛,阴茎弛纵不收,滑精等。由五脏内伤、精血受损、肌肉筋脉失于滋养所致。

【译文】

弱脉是由于阴精虚损、阳气衰微的缘故。症状可见恶寒、发热、骨痿、筋痿,或惊悸、自汗、精神疲惫等。治疗方法以补益阳气、调养营血为主,宜早治。

弱脉寸口三部脉象

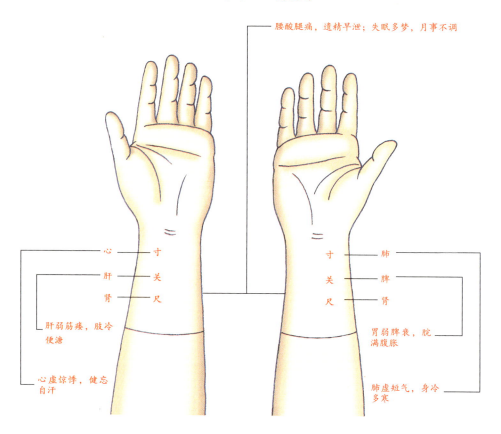

腰酸腿痛,遗精早泄;失眠多梦,月事不调

心 寸 — 肝 关 — 肾 尺

寸 肺 — 关 脾 — 尺 肾

肝弱筋痿,肢冷便溏

胃弱脾衰,脘满腹胀

心虚惊悸,健忘自汗

肺虚短气,身冷多寒

【分部诗】

【原文】

寸弱阳虚病可知,关为胃弱与脾衰。欲求阳陷阴虚病,须把神门两部推。

【译文】

寸部见弱脉,可知晓是阳气虚弱。关部见弱脉,大多是脾胃虚弱。下焦阳气陷而不振,阴精亏乏至极的,两手尺部多见弱脉。

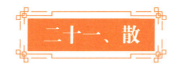

二十一、散

【原文】

散脉,大而散,有表①无里②(《脉经》),涣散不收③(崔氏),无统纪无拘束④,至数不齐,或来多去少,或去多来少,涣散不收,如杨花散漫之象(柳氏)。

【注释】

①有表:表,指浮部,有表指轻取觉脉体虚大。
②无里:里,指沉部,无里指重按脉体涣散甚至摸不着。
③不收:指脉气不敛。

④无统纪无拘束：即不规则、不整齐。

【译文】

所谓散脉，就是浮大散乱无根之脉，轻取觉得虚大，稍重按便有些涣散不清楚，再加重按就摸不着了。来去不规则，搏动极不整齐，或是来多去少，或是去多来少，涣涣散散，无有收束，好似杨花的飘散无根，散漫到了极点。

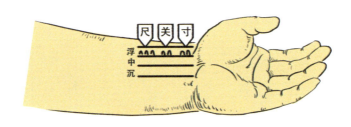

【体状诗】

【原文】

散似杨花散漫飞，去来无定至难齐。产为生兆胎为堕，久病逢之急速医。

【译文】

散脉的脉象就似杨花在空中散漫飞舞轻飘一样，来去或盛或缓，毫无规则之可言。产妇见散脉是快要分娩的征象，而孕妇见散脉便有堕胎的可能。久病而见散脉，说明脾肾阳气损伤严重，必须急予救治。

【相类诗】

【原文】

散脉无拘散漫然，濡来浮细水中绵。浮而迟大为虚脉，芤脉中空有两边。

【译文】

散脉的搏动不规则，脉体浮而虚大，散漫无根；濡脉为浮而细软，好比水里飘浮的棉絮一样。虚脉是浮而虚大，按之无力；芤脉则浮而中空，周边充实。

【主病诗】

【原文】

左寸怔忡右寸汗，溢饮①左关应软散。右关软散胕②胕③肿，散居两尺元气乱。

【注释】

①溢饮：四饮之一，出自《金匮要略·痰饮咳嗽胸满脉证并治》。为饮溢于肌肤之病变。其症状为：暴渴多饮，无汗，水饮流于四肢，身体疼重等。

②胻（héng）：骨名，包括胫骨与腓骨。此指脚胫。
③跗（fū）：指足背。

【译文】

左寸部见散脉，主心阳不足的怔忡症；右寸部见散脉，主卫气不固的自汗症。左关部见散脉，主阳不化阴的溢饮病。右关部见散脉，主足脾阳不足、水湿下注而足背踝部肿胀；两尺部见散脉，则主脏气将绝，生命垂危之象。

散脉寸口三部脉象

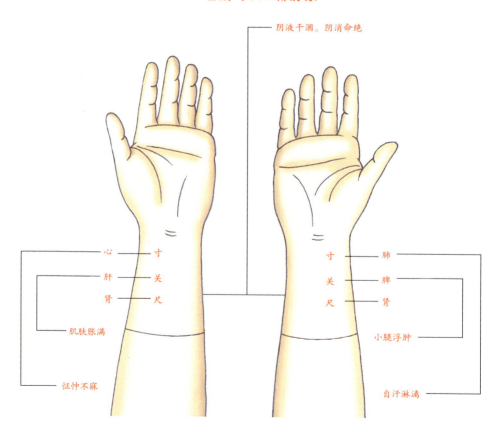

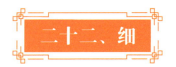

二十二、细

【原文】

细脉，小大于微而常有，细直而软，若丝线之应指（《脉经》）。

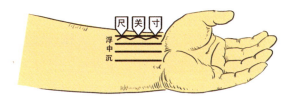

【译文】

细脉的体象比微脉稍大一点，细直而且柔软无力，应指就像一根丝线那样。

【体状诗】

【原文】

细来累累①细如丝，应指沉沉②无绝期。春夏少年俱不利，秋冬老弱却相宜。

【注释】

①累累（lěi）：连续不断。《汉书·五行志下》颜师古注："累读曰 纍。纍，不绝之貌。"

②沉沉：深沉。

【译文】

细脉的脉象连绵不绝细弱如丝，往来指下虽在深沉部位却是不断地搏动着，绝没有中断的时候。春夏两季阳气盛，人体也相应地血行畅旺，少年之人此时如果见脉来细弱，则预示着疾病发生。秋冬两季阳气衰减，人体也相应地血行和缓，老年人此时如果见脉来细弱，则为脉证相宜，没有妨碍。

【相类诗】

参见微脉、濡脉。

【主病诗】

【原文】

细脉萦萦①血气衰，诸虚劳损七情乖②。若非湿气侵腰肾，即是伤精汗泄来。

【注释】

①萦萦：细长不断。
②乖：不顺、不和谐。

【译文】

细脉萦细如丝，绵绵不绝，主气血虚损及各种因七情不和而致的虚损劳伤诸病。如果不是湿浊之气内袭腰肾而得的腰痛病，就是精气内伤阳不固外而得的自汗症等。

细脉寸口三部脉象

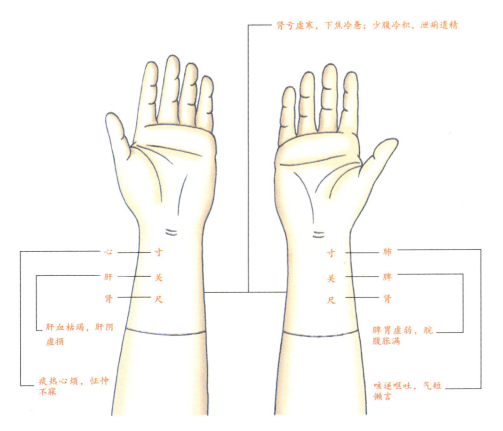

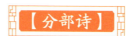

【原文】

寸细应知呕吐频，入关腹胀胃虚形。尺逢定是丹田冷，洩痢遗精号脱阴①。

【注释】

①脱阴：肝肾阴精过度耗损，可致视力严重减弱或丧失。《难经·二十难》："脱阴者目盲。"

【译文】

寸部出现细脉，主呕吐频繁而气虚至极之病；关部出现细脉，主脾胃虚弱、腹胀形瘦；尺部出现细脉，主元阳大衰，丹田寒冷，泻痢遗精、阴精脱失。

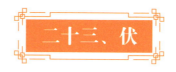

【原文】

伏脉，重按着骨，指下裁①动（《脉经》），脉行筋下（《刊误》）。

【注释】

①裁：通"才"。

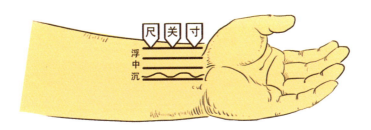

【译文】

伏脉必须用力重按至骨，指下才能感觉到脉搏的搏动，它真好像是在筋膜下搏动似的。

【体状诗】

【原文】

伏脉推筋著骨寻，指间裁动隐然深。伤寒欲汗阳将解，厥逆脐疼证属阴。

【译文】

诊察伏脉必须用力按压至最深部的骨骼上，然后推动筋肉，才能感觉它的隐然跳动，脉位是非常深的。伤寒见伏脉是发汗而解的指标，至于脐腹冷痛、四肢厥逆而见伏脉的，就属于阴寒内郁之证了。

参见沉脉。

【主病诗】

【原文】

伏为霍乱吐频频,腹痛多缘宿食停。蓄饮①老痰②成积聚,散寒温里要遵循。

伏脉寸口三部脉象

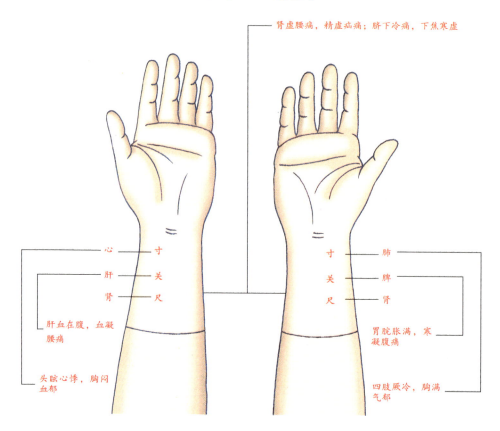

【注释】

①蓄饮：即积饮，水饮积聚不散。
②老痰：即指陈旧的痰。

【译文】

伏脉主病是霍乱而见频频呕吐，或主宿食内停而致腹痛，或是水饮停蓄于内、顽痰蕴结于里而形成的积聚，要因证施治，宜用温里散寒之法畅通血气，解郁破积，化痰逐饮。

【分部诗】

【原文】

食郁胸中双寸伏，欲吐不吐常兀兀①。当关腹痛困沉沉，关后疝疼还破腹②。

【注释】

①兀兀（wū）：不安、难受。
②破腹：形容疼痛剧烈。

【译文】

两手两寸出现伏脉，主食郁胸中，症见想吐而吐不出，心里十分难受。两手关部出现伏脉，主中焦寒湿凝聚，症见腹痛、身困。两手尺部出现伏脉，则主下焦寒凝气滞，症见疝痛剧烈。

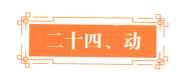

二十四、动

【原文】

动乃数脉,见于关上下,无头尾,如豆大,厥厥①动摇。

【注释】

①厥:通"崛",高起之意。

【译文】

动脉可以说是数脉的一种,见于关部上下,脉位短小,无头无尾的像豆粒儿般大,高耸地摇动着。

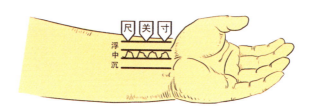

【体状诗】

【原文】

动脉摇摇①数在关,无头无尾豆形团。其原本是阴阳搏,虚者摇兮胜者安。

【注释】

①摇摇：摇动，摇荡。

【译文】

动脉摇动不休，见于关上，呈豆圆形、无头无尾恰似豆粒一样跃动，应指明显。出现动脉的原因为阴阳两气互相搏击所致，虚的一方脉气坚紧有力、如豆大摇动，胜的一方脉气安静。

【主病诗】

【原文】

动脉专司痛与惊，汗因阳动热因阴。或为泄痢拘挛①病，男子亡精女子崩。

【注释】

①拘挛：证名，出自《灵枢·邪客》："邪气恶血，固不得住留，住留则伤筋络骨节机关，不得屈伸，故拘挛也。"。指筋骨拘急挛缩，肢节屈伸不利。

【译文】

动脉多主寒胜于阳的疼痛和气乱窜扰的惊悸，或阳不胜阴的自汗和阴不胜阳的发热，或脾胃不和、寒热杂处的腹泻和脏腑传化失职、气血相干的痢疾，或阴寒邪盛、经气受伤的经脉拘挛和阴虚阳盛的男子亡精、女子血崩等症。

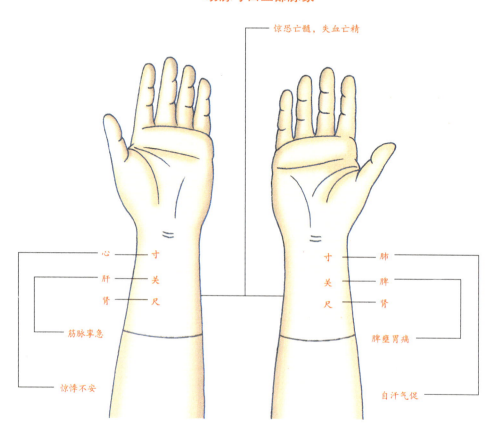

动脉寸口三部脉象

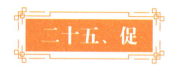

二十五、促

【原文】

促脉，来去数，时一止复来（《脉经》），如蹶①之趣②，徐疾不常（黎氏）。

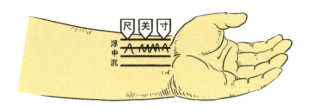

【注释】

①蹶：指脚上肌肉萎缩行走不利。
②趣（cù）：意同"促"，急走。

【译文】

促脉，来去都显数象，时有停止，随即又恢复跳动。好像急遽行走的人，快慢没有一定规律。

【体状诗】

【原文】

促脉数而时一止，此为阳极欲亡阴①。三焦②郁火炎炎盛，进必无生退可生。

【注释】

①亡阴：是指在疾病发展过程中，机体阴液发生突然性的大量亡失，从而导致全身功能活动突然严重衰竭。多由热邪炽盛，正不胜邪，或邪热久

留，大量煎灼阴液，或大汗、大泻、大吐直接消耗大量阴液，或因久病，长期损伤阴液，阴液日渐消耗所致。

②三焦：六腑之一，人身元气和水液，都是通过三焦腑来运行的。

【译文】

促脉的脉象为脉来急数，时有一止，这是由于三焦郁火内炽，以致阳热炎盛而阴液消亡，血气运行受到严重阻遏的结果。如歇止的次数逐渐增加则说明病情加重，如歇止的次数逐渐减少则说明病情缓解。

【相类诗】

参见代脉。

【主病诗】

【原文】

促脉惟将火病医，其因有五①细推之。时时喘咳皆痰积，或发狂斑②与毒疽③。

【注释】

①其因有五：指气、血、痰、饮、食。

②斑：指发于体表皮肤之红色或紫红、淡红、黑色、棕褐色之斑点，点大相连则成片状，扪之不碍手。《丹溪心法·癍疹》："斑有色点而无头粒者是也。"

③疽（jū）：局部皮肤肿胀坚硬而皮色不变的毒疮。早期有头和无头而分为有头疽和无头疽两大类。

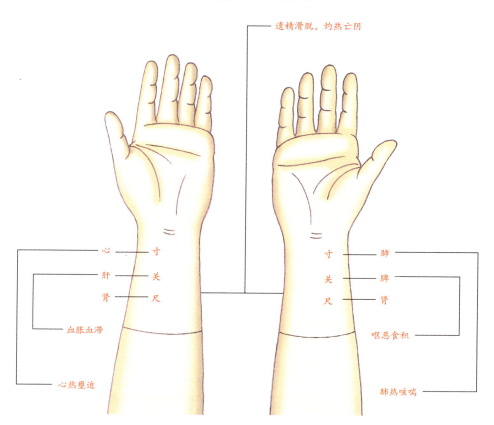

促脉寸口三部脉象

【译文】

出现促脉只能按三焦火热内盛而有郁积医治。病的起因有气、血、痰、饮、食五种，应详加推敲。如见时时咳嗽、喘逆、痰涎壅盛都因痰积。而神志失常狂乱，热毒入营肌肤发斑，或出现毒疽的，都因火热炽盛所致。

关于歇止脉

正常脉：十息，脉动五十次

	一息	二息	三息	四息	五息	六息	七息	八息	九息	十息
肺	一	六	十一	十六	二十一	二十六	三十一	三十六	四十一	四十六
心	二	七	十二	十七	二十二	二十七	三十二	三十七	四十二	四十七
脾	三	八	十三	十八	二十三	二十八	三十三	三十八	四十三	四十八
肝	四	九	十四	十九	二十四	二十九	三十四	三十九	四十四	四十九
肾	五	十	十五	二十	二十五	三十	三十五	四十	四十五	五十

一脏无气的歇止脉

	一息	二息	三息	四息	五息	六息	七息	八息	九息	十息
肺	一	五	九	十三	十七	二十一	二十五	二十九	三十三	三十七
心	二	六	十	十四	十八	二十二	二十六	三十	三十四	三十八
脾	三	七	十一	十五	十九	二十三	二十七	三十一	三十五	三十九
肝	四	八	十二	十六	二十	二十四	二十八	三十二	三十六	四十
肾										

歇止脉比较表

	脉象	主病
促脉	脉来急数而时有一止，止无定数	气血痰饮，宿食停滞，痈肿实热 属阳盛而阴不和
结脉	脉来缓慢而时一止，止无定数	气壅痰滞，气郁不调，瘀备积聚。属阴盛而阳不和
代脉	脉来较慢，止时良久，止有定数	脉气衰微，风症痛症，惊恐所伤，跌打损伤

图解濒湖脉学

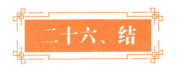

二十六、结

【原文】

结脉,往来缓,时一止复来(《脉经》)。

【译文】

结脉,脉来迟缓,时而有一次歇止,歇止后又再搏动。

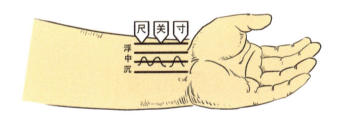

【体状诗】

【原文】

结脉缓而时一止,独阴偏盛欲亡阳。浮为气滞沉为积,汗①下②分明在主张。

【注释】

①汗:即汗法,又称解表法,治疗八法之一。是通过开泄腠理、调和营

卫、发汗祛邪，以解除表邪的治法。

②下：即下法，又称泻下、攻下、通里、通下，治疗八法之一。是指运用有泻下、攻逐、润下作用的药物，以通导大便、消除积滞、荡涤实热、攻逐水饮、积聚的治疗方法。

【译文】

结脉搏动迟缓，时而有一次歇止，是阴寒偏盛、阳气衰亡的脉象。如果脉浮兼结为气滞，宜辛温发汗以祛散表寒；如果脉沉兼结为积聚，宜用辛通导滞的方法以下积开郁。

【相类诗】

参见代脉。

【主病诗】

【原文】

结脉皆因气血凝，老痰结滞苦沉吟①。内生积聚外痈肿，疝瘕为殃病属阴。

【注释】

①沉吟：即呻吟，是对病人发出低沉痛苦之声的描述。

【译文】

出现结脉都是因气血凝滞所致，症状见老痰结滞于内，气血不通而痛，令患者苦痛呻吟。结脉所主体内生积聚，体表发生痈肿，以及疝瘕等属阴的病变。

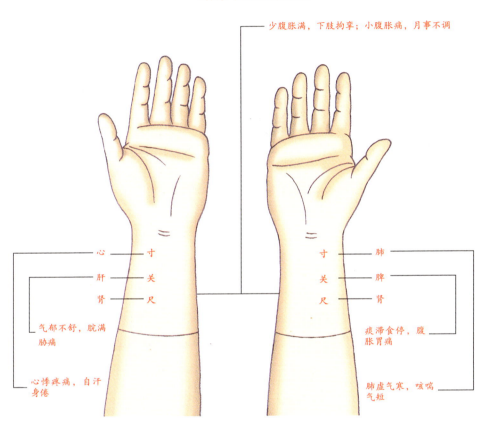

结脉寸口三部脉象

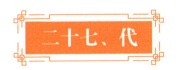

二十七、代

【原文】

代脉，动而中止，不能自还，因而复[①]动（仲景）。脉至还入尺，良久方来（吴氏）。

【注释】

①复：又，再。

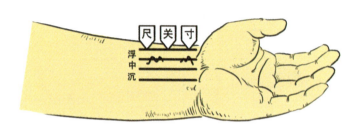

【译文】

代脉，搏动到一定的至数，必然要歇止一次，不能自行恢复，下一次搏动复又出现。脉跳恢复时，仍是从尺部开始，很久才能再来。

【体状诗】

【原文】

动而中止不能还，复动因而作代看。病者得之犹①可治，平人却与寿相关。

【注释】

①犹：还，仍。

【译文】

凡脉搏动到一定的至数，便歇止一次，歇止后，仍是照旧的搏动，这就叫作代脉，久病而见代脉，只要分辨出其虚损所在，进行针对性的治疗，仍属无妨。如果正常人而忽见代脉，必须仔细地检查，以免发生意外。

代脉的脉象为搏动到一定的至数，便歇止一次，不能自行恢复，下一次搏动复又出现，皆因气血亏损、元阳不足所致。有病之人出现代脉，尚有药可治。如果正常人出现代脉，则与寿命有关，必须做仔细的检查。

【相类诗】

【原文】

数而时止名为促，缓止须将结脉呼。止不能回方是代，结生[1]代死[2]自殊涂[3]。

【注释】

①生：轻。
②死：重。
③殊涂：即殊途，这里是不相同的意思。

【译文】

脉来急数而时有一止者名叫促脉，脉来缓慢时有一止者名为结脉，有歇止但不能自行恢复才是代脉。促、结脉表示病情较轻，代脉提示病情较重，二者之间有很大不同。

【主病诗】

【原文】

代脉原因脏气衰,腹疼泄痢下元亏。或为吐泻中宫病,女子怀胎三月兮。①

【注释】

①此后有"五十不止身无病"至"次第推之自无失"等十二句,系缺乏临床根据的预测生死法,故未予收录。

代脉寸口三部脉象

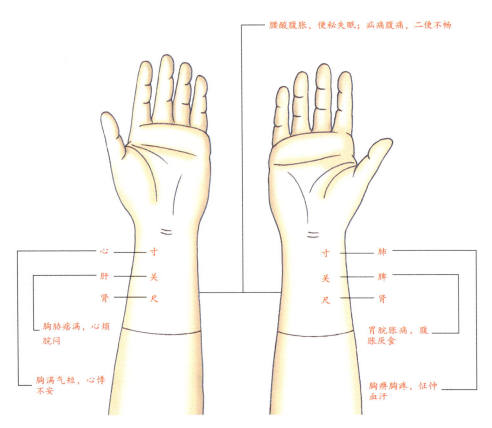

出现代脉的原因是由于脏气衰弱、元阳不足所致,下元虚亏所致的腹痛泻痢,中焦病变所致的呕吐、腹泻。至于妇女怀孕三月后偶见代脉的,是元气不足的征兆。

附录一：脉象鉴别表

脉纲	共同特点	脉名	脉象	主病
浮脉类	轻取即得	浮	举止有余，按之不足	表证，亦见于虚阳浮越证
		洪	脉体阔大，充实有力，来盛去衰	热盛
		濡	浮细无力而软	虚证，湿困
		散	浮取散漫而无根，伴至数或脉力不均	元气离散，脏气将绝
		芤	浮大中空，如按葱管	失血，伤阴之际
		革	浮而搏指，中空边坚	亡血，失精，半产，崩漏
沉脉类	重按始得	沉	轻取不应，重按始得	里证
		伏	重按推至筋骨始得	邪闭，厥病，痛极
		弱	沉细无力而软	阳气虚衰，气血俱虚
		牢	沉按实大弦长	阴寒内积，疝气，癥积
迟脉类	一息不足四至	迟	一息不足四至	寒证，亦见于邪热结聚
		缓	一息四至，脉来怠缓	湿病，脾胃虚弱，亦见于平人
		涩	往来艰涩，迟滞不畅	精伤，血少，气滞，血瘀，痰食内停
		结	迟而时一止，止无定数	阴盛气结，寒痰瘀血；气血虚衰
数脉类	一息五至以上	数	一息五至以上，不足七至	热证，亦主里虚证
		疾	脉来急疾，一息七八至	阳极阴竭，元气欲脱
		促	数而时一止，止无定数	阳热亢盛，瘀滞，痰食停积，脏气衰败
		动	脉短如豆，滑数有力	疼痛，惊恐

虚脉类	应指无力	虚	举按物理，应指松软	气血两虚
		细	脉细如线，应指明显	气血俱虚，湿证
		微	极细极软，似有似无	气血大虚，阳气暴脱
		代	迟而中止，止有定数	脏气衰微，疼痛，惊恐，跌仆损伤
		短	首尾俱短，不及本部	有力主气郁，无力主气损
实脉类	应指有力	实	举按充实而有力	实证，平人
		滑	往来流利，应指圆滑	痰湿，食积，实热；青壮年，孕妇
		弦	端直以长，如按琴弦	肝胆病，疼痛，痰饮；老年健康者
		紧	绷急弹指，状如转索	实寒证，疼痛，宿食
		长	首尾端直，超过本位	阳证，热证，实证；平人
		大	脉体宽大，无汹涌之势	健康人，病进

七言诀

附录二：中医脉学三字诀

浮脉	脉象歌：轻取有，重按无，飘飘然，肉上浮。 主病歌：浮为阳，表病候，秋应见，久病愁。表风热，有力浮，血虚少，无力浮。
迟脉	脉象歌：一呼吸，至来三，来往慢，作迟看。 主病歌：迟脉象，病属寒，运动员，非一般。有力迟，为冷痛，无力迟，为虚寒。
沉脉	脉象歌：脉来往，筋下行，举下足，按顺深。 主病歌：沉主里，水蓄停，平人脉，冬季应，虚与气，无力沉，沉有力，积寒并。
数脉	脉象歌：一息间，六至凭，往来速，数脉行。 主病歌：数为阳，炎热证，儿童见，身无病，久病逢，阴衰甚，肺患者，秋勿应。
滑脉	脉象歌：滑如珠，替替然，甚流利，应指还。 主病歌：滑为阳，实多见，或伤食，或停痰，下蓄血，尺部看，女脉调，孕中缘。
涩脉	脉象歌：迟细涩，往来难，刀刮竹，慢而艰。 主病歌：涩脉证，久病缠，若亡阳，多自汗，心虚痛，胸腹满，精血伤，尺部见。
虚脉	脉象歌：按无力，举之空，浮迟大，是虚形。 主病歌：虚脉证，阴虚病，精血少，骨中蒸，虚脉见，暑伤身，自汗出，或怔忡。
实脉	脉象歌：实有力，阔脉形，大而长，浮沉应。 主病歌：实脉证，邪气盛，或伤食，气血充，脾胃热，腹中痛，尺部实，便不通。
长脉	脉象歌：长脉象，分部长，缓中求，脉直长。 主病歌：长脉匀，身无恙，长弦硬，气逆上，阳素病，癫痫象，阳明经，热势旺。
短脉	脉象歌：短脉象，类如龟，头尾缩，应指回。 主病歌：短主虚，阳气微，或痰阻，或气滞，头腹痛，两部区，左关短，伤肝气。

洪脉	脉象歌：洪脉大，满指应，来虽盛，去时平。 主病歌：洪脉象，阳气盛，津液伤，血虚应，健康人，夏多洪，肾阴虚，尺部寻。
微脉	脉象歌：微脉象，最难求，按欲绝，举若无。 主病歌：脉见微，诸虚候，气血微，汗自流，男见微，形消瘦，女子微，崩带漏。
紧脉	脉象歌：紧有力，似弹绳，数而急，定紧名。 主病歌：紧主寒，亦主疼，吐冷痰，嗽不停，辨浮沉，不相同，浮表寒，沉冷痛。
芤脉	脉象歌：芤脉形，状如葱，两边实，中间空。 主病歌：芤脉因，血管空，大失血，血不充，呕吐衄，取右寸，胃肠痛，尺下洪。
弦脉	脉象歌：弦长直，按不迁，应指来，似丝弦。 主病歌：肝经脉，脉急弦，健康人，春缓弦，痰饮证，疟疾缠，腹寒痛，脚拘挛。
革脉	脉象歌：革脉象，芤而弦，按鼓皮，虚而坚。 主病歌：阴已亡，革脉坚，失血后，生血难，男遗精，女产半，虚寒证，疝瘕见。
牢脉	脉象歌：牢实大，合弦长，沉伏间，有力强。 主病歌：牢属寒，久病藏，癥瘕疝，何愁肠，木乘土，腹痛胀，失血家，阴必亡。
濡脉	脉象歌：濡脉形，细而柔，水浮棉，浮中求。 主病歌：气血微，脉见濡，精血伤，濡而浮，骨中蒸，盗汗流，湿侵脾，或崩漏。
弱脉	脉象歌：弱无力，见于沉，柔而细，重按寻。 主病歌：脾胃弱，阳虚证，自汗出，少精神，多惊悸，阴虚甚，少畏忌，老年平。
缓脉	脉象歌：缓而慢，动无偏，和风午，四至间。 主病歌：缓主湿，脾不健，或痿痹，或伤寒，平人脉，亦见缓，有神气，应指间。

七言诀

散脉	脉象歌：散脉浮，真散漫，至不齐，勿重按。 主病歌：见散脉，元气散，病危急，莫轻看，心中悸，或自汗，两尺散，魂应断。
细脉	脉象歌：脉细小，细如丝，沉应指，终不离。 主病歌：细主湿，亦主虚，气血衰，精血亏。
伏脉	脉象歌：沉之甚，伏脉形，扒筋下，着骨寻。 主病歌：伏脉闭，阴寒盛，腹中痛，痰食停，发霍乱，或疝痛，呕吐泻，温补灵。
动脉	脉象歌：动摇摇，数在关，无头尾，豆形圆。 主病歌：动主痛，热与汗，或惊悸，脚拘挛，男亡精，女崩见，呕痢并，伤津液。
促脉	脉象歌：数而止，复又动，无定数，促脉形。 主病歌：促脉病，实热盛，阴液伤，痰食凝，气血滞，或痰鸣，心房颤，肩背痛。
结脉	脉象歌：缓中止，复又动，无定数，结脉形。 主病歌：结脉因，气血凝，老痰结，疝瘕病，阳气衰，阴气盛，左寸结，心寒痛。
代脉	脉象歌：动而止，不能还，再复动，作代看。 主病歌：脏气衰，代脉见，女孕胎，月有三，腹剧痛，或吐泻，心动悸，结脉参。
疾脉	脉象歌：疾脉数，急而慌，七八至，细酌量。 主病歌：疾为阳，阳极象，阴衰竭，热难当，热病见，生可望，久病逢，命遭殃。